D1155601

La tiroides

VÉRONIQUE MEGLIOLI

La tiroides

Cómo prevenir y curar sus afecciones

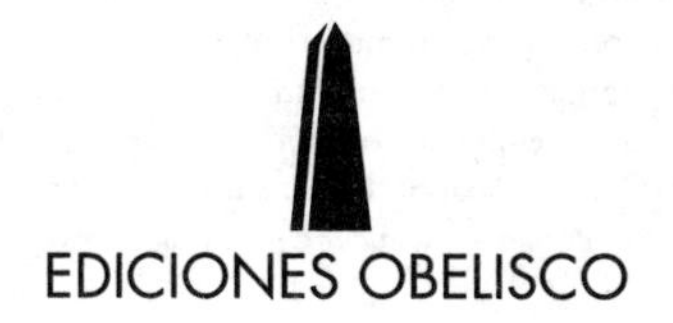

Si este libro le ha interesado y desea que le mantengamos informado
de nuestras publicaciones, escríbanos indicándonos qué temas son de su interés (Astrología, Autoayuda, Ciencias Ocultas, Artes Marciales, Naturismo, Espiritualidad, Tradición...) y gustosamente le complaceremos.

Puede consultar nuestro catálogo en www.edicionesobelisco.com.

Los editores no han comprobado ni la eficacia ni el resultado de las recetas, productos, fórmulas técnicas, ejercicios o similares contenidos en este libro. No asumen, por lo tanto, responsabilidad alguna en cuanto a su utilización ni realizan asesoramiento al respecto.

Colección Salud y vida natural
La tiroides
Verónique Meglioli

1.ª edición: enero de 2012

Título original: *La thyroïde soignez-la*

Traducción: *Pilar Guerrero*
Maquetación: *Marga Benavides*
Corrección: *M.ª Ángeles Olivera*
Diseño de cubierta: *Enrique Iborra*

Edita: Ediciones Obelisco, S. L.
Pere IV, 78 (Edif. Pedro IV) 3.ª planta, 5.ª puerta
08005 Barcelona - España
Tel. 93 309 85 25 - Fax 93 309 85 23
E-mail: info@edicionesobelisco.com

Paracas, 59 - Buenos Aires
C1275AFA República Argentina
Tel. (541 - 14) 305 06 33
Fax: (541 - 14) 304 78 20

ISBN: 978-84-9777-800-8
Depósito Legal: B-112-2012

Printed in Spain

Impreso en España en los talleres gráficos de Romanyà/Valls S. A.
Verdaguer, 1 - 08786 Capellades (Barcelona)

Prefacio

Las patologías de tiroides son frecuentes entre la población. Los profesionales que se encargan de ella son el médico de cabecera y el endocrinólogo. La frecuencia de las preguntas sobre la glándula tiroides y las patologías tiroideas es cada vez mayor en el seno del conjunto de pacientes de cualquier médico y representa una ocupación esencial para los especialistas en endocrinología.

En la vida cotidiana, la tiroides forma parte de la conversación de muchos individuos que se preocupan por su salud. ¿Cómo se cura el hipotiroidismo o el hipertiroidismo? ¿Qué hacemos si tenemos bocio o nos salen nódulos? ¿Qué ocurre con Chernobyl? La prensa, y particularmente la femenina, suele escribir cosas como «¿y si el problema es tu tiroides?», para explicar la menor sensación de fatiga, una variación en el peso, cabellos frágiles y uñas quebradizas, entre otros síntomas.

Todas estas cuestiones se abordan en esta obra dirigida a los pacientes que tengan problemas en las tiroides, así como a todos los que deseen conocer mejor esta glándula de la que todo el mundo habla tanto.

Tras un recordatorio sobre lo que es la tiroides, su funcionamiento y los medios para explorarla, el autor aborda todas sus disfunciones (por exceso o por defecto), las anomalías morfológicas (bocio o nódulos) y sus tratamientos correspondientes.

Las pruebas biológicas han evolucionado actualmente, gracias a la disponibilidad de herramientas sencillas y fiables para conseguir un buen diagnóstico de las disfunciones. El recurso casi sistemático a pruebas biológicas ha puesto de manifiesto, asimismo, la existencia de determinadas anomalías realmente mínimas, que no presentan el menor síntoma en los pacientes, como son ciertos hipotiroidismos biológicos que pierden al médico en un mar de dudas sobre la conveniencia o no de aplicar tratamientos o de no hacer nada más que ir vigilando la evolución de la patología.

En lo que concierne al mundo de las imágenes, las ecografías tiroideas han conseguido un lugar de honor, mientras que las escintigrafías tiroideas se han visto desplazadas a un lugar muy secundario sólo útil en circunstancias específicas. En este sentido, la realización, aún poco sistemática, de ecografías conduce al descubrimiento de pequeñas lesiones (micronódulos) a menudo poco significativas y benignas, pero que conllevan un control periódico y nos ponen alerta frente a hipotéticas futuras disfunciones. La citopunción de los nódulos más importantes con una aguja fina ha ganado posiciones para poder confirmar el carácter benigno de más del 90 % de los mismos.

A pesar de que las patologías tiroideas suelen ser benignas, el autor desarrolla, en este libro, la consideración de cánceres diversos para aportar a los pacientes los elementos de comprensión necesarios y los datos que recuerdan que el cáncer de tiroides tiene un tratamiento relativamente simple y tolerable y que su pronóstico suele ser bueno.

Las frecuentes preguntas sobre el impacto de las radiaciones a partir del accidente nuclear de Chernobyl suelen acompañarse de un pánico fantasmagórico, de manera que es de capital importancia aportar los datos científicos más recientes para cortar de raíz rumores y mitos relacionados, y en ocasiones generados por los propios médicos.

El autor aborda detalladamente las disfunciones tiroideas que pueden presentarse en el transcurso de la vida y sus particularidades: durante el embarazo (momento en que muchas disfunciones pueden hacer acto de presencia y que a veces tienen relevancia para el feto o neonato), luego en los niños y finalmente en los adultos.

En la última parte de la obra, se abordan aspectos físicos y nutricionales de las patologías tiroideas con el fin de concienciar al paciente y a su entorno inmediato.

Este libro está redactado de forma práctica para responder a las numerosas preguntas que todo el mundo puede hacerse en algún momento y puede ser de utilidad, tanto para enfermos como para todos aquellos que se interesen por esta glándula.

Dr. Luc FOUBERT

Capítulo I

¿Qué es la tiroides?

Auténtico director de orquesta del metabolismo, la tiroides (del griego *thyreoeides*, que significa «en forma de escudo») pertenece a la familia de las glándulas endocrinas o glándulas de secreción interna. Dotadas de una vascularización importante, estas glándulas vierten directamente en sangre una sustancia química concreta llamada *hormona*.

La familia de las glándulas endocrinas se compone de:

- Cuerpo tiroideo o glándula tiroides.
- Hipófisis.
- Paratiroides.
- Islotes de Langherans del páncreas.
- Glándulas intersticiales del testículo y del ovario.
- Cuerpo lúteo del ovario y de la placenta durante la gestación.
- Suprarrenales.

1. ¿Dónde se ubica?

La tiroides se sitúa en la parte anterior del cuello, delante de las cuerdas vocales (laringe), justo por encima de los primeros anillos de la tráquea y por delante del esófago. Está debajo de la piel, de manera que es fácilmente palpable en la línea media, justo por encima de la horquilla esternal, debajo del cartílago conocido como *nuez.*

Esta glándula, que a nosotros actualmente nos recuerda más a una mariposa con las alas abiertas que al escudo de un guerrero griego, mide unos cuatro centímetros de largo por cinco de ancho y pesa de veinte a treinta gramos. Está formada por dos lóbulos unidos entre sí por un espacio o puente llamado *istmo.* Ambos lóbulos, bastante espesos, abrazan parcialmente la tráquea. La tiroides está en contacto con otros elementos importantes como la arteria tiroidea, el esófago, las cuatro glándulas paratiroideas en su cara posterior o los nervios que regulan la movilidad de las cuerdas vocales.

2. Relación entre la tiroides y los demás órganos

La glándula tiroides se mantiene en el cuello gracias a dos elementos que son, por una parte, la faja visceral y, por otra, los ligamentos medianos y laterales de Gruber, que le permiten estar sólidamente fijada a la tráquea.

Es importante señalar las relaciones de las diferentes partes de la glándula tiroides; las del istmo, que se compone de dos caras y dos bordes. Su cara dorsal se apoya sobre el segundo anillo de la tráquea gracias al ligamento anterior mediano. Su cara ventral está enganchada por la aponeurosis cervical media sobre los músculos subhioideos. Su borde superior se apoya sobre el lóbulo piramidal, generalmente a la izquierda de la línea media y sobre la arcada vascular constituida por la asociación de las dos ramas de arterias tiroideas superiores. Finalmente, el borde inferior del istmo está a aproximadamente unos dos centímetros de la horquilla esternal.

La cara posterior de los lóbulos laterales se apoya sobre un grupo vascular y nervioso del cuello que comprende la arteria carótida común, la vena yugular interna y el nervio vago, además de la cadena linfática yugulo-carótida.

La cara interna se apoya en los cinco primeros anillos de la tráquea mediante los ligamentos laterales, al mismo nivel por donde pasa el nervio recurrente.

La cara anterior se apoya en los planos de cobertura de la región.

Sólo el borde posterior interno está relacionado con el esófago, el nervio recurrente y la arteria inferior.

3. Los vasos de la tiroides

Finalmente, el polo inferior se relaciona con las venas tiroideas inferiores.

Las arterias de la glándula tiroides dependen de cuatro tipos de anclajes o pedículos:

- dos arterias tiroideas superiores que provienen de la arteria carótida externa;
- dos arterias tiroideas inferiores que provienen de la arteria subclavia.

Las venas de la tiroides forman tres grupos principales:

- las venas tiroideas superiores que entran en el tronco tirolinguofacial;
- las venas tiroideas medias que entran en la vena yugular interna;
- las venas tiroideas inferiores que van a buscar la vena yugular interna.

A veces encontramos venas tiroideas anteriores que se introducen en el tronco braquiocefálico.

La inervación de la glándula tiroides está asegurada por el nervio laríngeo superior y por el plexo simpático recurrente.

Finalmente, cabe destacar la existencia de glándulas endocrinas indispensables para la vida: las paratiroideas, que se sitúan en un lugar variable del paquete visceral del cuello, normalmente detrás de los lóbulos de la tiroides, ubicación que dificulta mucho su cirugía. Estas glándulas son cuatro: dos superiores y dos inferiores, detrás de los lóbulos laterales de la tiroides y en estrecha relación con los pedículos vasculares de la misma. Las relaciones entre las glándulas paratiroideas son las mismas que las de la tiroides. Su ablación es muy rara y sólo se produce en los casos de tiroidectomía total. En ese caso, la persona deberá seguir un tratamiento de por vida para compensar el descenso de calcemia (tasas de calcio en sangre). Por el contrario, se constata frecuentemente una mínima disminución de la calcemia en caso de sideración (o, lo que es lo mismo, cuando una función deja de tener lugar de manera transitoria).

4. ¿Cómo funciona?

a) El papel de las hormonas tiroideas

Como toda glándula endocrina, la tiroides secreta hormonas. En el ámbito de la tiroides, se habla de dos tipos de hormonas:

- La T4 (tetraiodotirionina o tiroxina).
- La T3 (triidotironina).

La acción de ambas es indispensable para todas las células del organismo.

La T4 la produce la tiroides en grandes cantidades, circula en sangre y se transforma, en el interior de las células, en T3, que es la hormona activa (y también en rT3, que es inactiva y que fluye por el torrente sanguíneo).

Con el fin de que las hormonas tiroideas sean secretadas por la glándula tiroides en función de las necesidades del organismo, hay una pequeña glándula adherida a la base del cerebro y del cráneo, llamada *hipófisis*, que fabrica una hormona reguladora que actúa directamente sobre la glándula tiroides: la TSH (tiroestimulina). De hecho, esta hormona estimula la tiroides cuando el índice de hormonas tiroideas resulta demasiado bajo en sangre. Por el contrario, cuando el índice de T3 y T4 en sangre es alto, la TSH detiene la secreción de la tiroides.

Observación: se habla de hipertiroidismo cuando la tiroides secreta demasiadas hormonas, y de hipotiroidismo cuando secreta pocas.

Las hormonas tiroideas son péptidos sobre los cuales se fijan elementos naturales tales como el yodo, que aportamos a través de la alimentación y que la tiroides capta para sí misma.

Conviene señalar que en Europa la alimentación aporta en torno a cien microgramos de yodo al día, cantidad ligeramente inferior para un buen equilibrio (150-200 µg/día).

b) ¿Dónde encontramos yodo en la alimentación?

Las fuentes de yodo alimentario, en microgramos por cada cien gramos, son:

- Algas marinas: 7.000.
- Bacalao fresco: 500.
- Arenque ahumado: 100.
- Soja: 100.
- Crustáceos: 30.
- Judías verdes: 30.
- Lácteos: 20.
- Huevos: de 4 a 10.
- Carnes: 5.
- Sardinas: 1.
- Agua (en regiones normales): de 2 a 15.
- Agua (en regiones con bocio): de 0,1 a 1.

El yodo, pues, es un elemento indispensable para el buen funcionamiento de la tiroides y para la síntesis de las hormonas tiroideas. Está presente en los alimentos y en el agua que consumimos diariamente. Por desgracia, algunas regiones de nuestro planeta presentan carencias de yodo, como la región de los Grandes Lagos de Canadá y Estados Unidos, o los Alpes y las regiones montañosas de Europa y Tasmania. En esos casos, el yodo debe añadirse a la sal o el pan para mantener unos adecuados índices en el organismo.

c) El papel de la hipófisis y el hipotálamo

El funcionamiento de la tiroides no puede disociarse del grupo formado por hipotálamo-hipófisis-tiroides.

En efecto, esos otros dos órganos también secretan hormonas que influyen directamente en las secreciones hormonales de la glándula tiroides.

La hipófisis: se halla en la base del cerebro y secreta TSH (Thyroid Stimulating Hormone), o tirotropina o tiroestimulina, que estimulan las secreciones hormonales de la glándula tiroides.

El hipotálamo: se encuentra por encima de la hipófisis, en una pequeña región cerebral, y secreta la hormona TRH (Thyrotropin Releasing Hormone) o tiroliberina, que estimula la secreción de TSH.

El mecanismo de funcionamiento de este trío es el siguiente:

Cuando los índices de hormonas tiroideas bajan en sangre, el hipotálamo lo detecta y libera TRH para estimular a la hipófisis y desencadenar en ella la liberación de TSH. El aumento de TSH en sangre provoca, a su vez, la secreción de hormonas tiroideas, de modo que los niveles hormonales tiroideos vuelven a la normalidad en el torrente sanguíneo.

En resumen, estas tres glándulas y las hormonas que secretan respectivamente forman el conjunto: «hipotálamo/hipófisis/tiroides».

El bocio endémico en regiones que presentan carencia de yodo es un buen ejemplo de la disfunción de este grupo glandular. En efecto, en zonas donde la alimentación cuenta con índices normales de yodo, las secreciones hormonales de la glándula tiroides son normales, igual que ocurre con la TSH. Es decir, que la tiroides, bajo la acción de la TSH, capta el yodo de la alimentación y con él consigue una secreción hormonal adecuada. Por el contrario, cuando la alimentación presenta carencias de yodo, los índices de hormonas tiroideas son bajos y la TRH liberada por el hipotálamo estimula la secreción de THS por la hipófisis. Queda claro que la hipófisis reacciona a los niveles insuficientes de hormonas tiroideas mediante un aumento de la TSH con el fin de obligar a la tiroides a producir más hormonas y aprovechar más y mejor el poco yodo que encuentre en la alimentación. El problema es que cuando aumenta la TSH, también lo hace el tamaño de las células de la glándula tiroides, que acaba creciendo y abultándose. Estas diferentes reacciones biológicas explican por qué en ciertas regiones del planeta, pobres en yodo (anteriormente citadas), hay un gran número de personas afectadas por el bocio. Por tanto, esta patología es la consecuencia del elevado índice de TSH de la hipófisis para conseguir que la tiroides libere más hormonas, sin conseguirlo por falta de yodo.

Las hormonas secretadas por la glándula tiroides no circulan libremente en la sangre. Están mayoritariamente asociadas a proteínas sanguíneas que se encargan de captarlas. Sólo la proporción de hormonas libres se activa en los diferentes tejidos orgánicos. Hay que saber que esta proporción de hormonas tiroideas libres es sólo de un 1 % del conjunto de hormonas liberadas por la tiroides. En ocasiones, por ejemplo, en las mujeres embarazadas o en las mujeres que toman anticonceptivos orales, los elevados índices de estrógenos (hormonas sexuales femeninas) aumentan el número de proteínas sanguíneas que se asocian a las hormonas de la tiroides. En ese caso, el organismo se ve obligado a compensar el desequilibrio producido mediante el aumento de la liberación de T3 y T4 con el fin de mantener una buena proporción de hormonas libres. De ese modo, los índices de TSH permanecen inalterables porque la proporción de hormonas tiroideas libres no se ve modificada.

d) ¿Cómo verificar el buen funcionamiento de la tiroides?

La verificación del buen funcionamiento de la tiroides se lleva a cabo, básicamente, gracias a los análisis de sangre y a los diagnósticos por imágenes. Algunos pacientes pueden tener unos índices de hormonas tiroideas demasiado altos: presentan entonces hipertiroidismo.

Otros pueden presentar unos bajos niveles de hormonas y, por tanto, se ven aquejados de hipotiroidismo. Por el contrario, algunas personas pueden tener bocio o nódulos en la tiroides sin que exista ninguna disfunción en la glándula propiamente dicha.

Los análisis clínicos y los exámenes morfológicos están indicados, normalmente, para:

- Confirmar un diagnóstico clínico en relación a una disfunción tiroidea.
- Seguir un tratamiento en el caso de las personas que presentan una disfunción tiroidea.
- Precisar la indicación quirúrgica para la ablación de nódulos, ya sean cancerosos o no.

Los diversos tipos de análisis clínicos son los que siguen:

La determinación de las tasas de TSH (tirotropina)

Recordemos que la TSH es una hormona secretada por la hipófisis, que empuja a la glándula tiroides a liberar hormonas. El descenso de hormonas tiroideas en sangre entraña un aumento de la TSH y viceversa. En consecuencia, una analítica que establezca los niveles de THS en sangre indicará si existe o no disfunción en la tiroides.

El análisis de la TSH sanguínea permite diferenciar las personas que presentan hipertiroidismo de las que tienen hipotiroidismo, así como de las que se mantienen en la normalidad.

Por tanto, una afección primaria de la glándula tiroides es imposible si los índices de TSH son normales. Y al contrario, unos niveles altos de TSH indican hipotiroidismo y los bajos hipertiroidismo.

Observación: podemos encontrar niveles de TSH alterados en pacientes sujetos a tratamientos medicamentosos con corticoesteroides, en personas aquejadas de patologías psiquiátricas severas y en algunas enfermedades que nada tienen que ver con la tiroides.

Las analíticas se realizan, preferentemente, por la mañana en ayunas. Los niveles encontrados, sin embargo, son variables dependiendo del laboratorio pero, por regla general, los valores normales se sitúan en torno a de 0,1 a 5 μU/ml plasma.

Los niveles de hormonas tiroideas T3 y T4 en sangre

Se miden los niveles sanguíneos de las fracciones libres de hormonas tiroideas T4L (tiroxina) y T3L (triiodotiroxina) cuando los índices de TSH son anormales. Así, si una persona padece hipertiroidismo, sus niveles sanguíneos de T4L y T3L se encuentran en proporciones elevadas mientras que la TSH será débil o nula. A la inversa, si un paciente presenta hipotiroidismo, las tasas de TSH son elevadas y las de T4L bajas. Desde que los médicos, en primera instancia, emplean la analítica de la TSH, encuentran pacientes con índices bajos o altos de esta hormona, pero con unos niveles sanguíneos dentro de la normalidad en cuanto a hormonas T4L y T3L.

Los anticuerpos tiroideos

Algunos pacientes sufren una patología denominada *el tiroidismo de Hashimoto*. En esos casos estaremos hablando de afecciones autoinmunes. Los anticuerpos tiroideos son proteínas sanguíneas que reaccionan con algunas proteínas del paciente dentro de la glándula tiroides, llamadas *antígenos*. En los pacientes con tiroidismo de Hashimoto se diagnostica un gran número de anticuerpos y podemos afirmar que sufren una enfermedad autoinmune. No obstante, en algunas personas se pueden detectar bajos índices de anticuerpos (como ocurre con muchas personas mayores y sanas), sin que ello desencadene ninguna patología. En los pacientes que sufren bocio exoftálmico (hipertiroidismo), también se puede detectar un tipo diferente de anticuerpos en sangre (los anticuerpos tirotropos) que estimulan la glándula tiroides y, por tanto, generan el aumento de la actividad de las células de la tiroides.

Las pruebas morfológicas son las siguientes:

La escintigrafía de la tiroides

La tiroides utiliza el yodo para la síntesis de sus hormonas. Del mismo modo, esta glándula fija y transforma el yodo radiactivo mediante el metabolismo. Tras la administración de yodo, la tiroides fijará al menos el 20 % de la cantidad ingerida en veinticuatro horas. No se corre ningún riesgo porque las dosis administradas de este tipo de yodo son ínfimas. Esta prueba permite obtener una imagen de la glándula y ver cómo se reparten los trazadores radiactivos (el yodo y también el tecnecio).

La prueba de fijación permitirá separar las causas permanentes del hipertiroidismo, como el bocio exoftálmico (enfermedad de Basedow) y el nódulo tóxico (donde la fijación permanecerá elevada, de manera difusa o localizada), así como las causas temporales, como en el tiroidismo o una fijación débil.

Además, la escintigrafía da una idea de la forma y volumen de la glándula tiroides y permite determinar, cuando hay nódulos tiroideos, si éstos son funcionales o no (llamados *nódulos fríos*).

La ecografía de la tiroides

Podemos obtener una imagen de la tiroides mediante ultrasonidos, que aportan una información muy precisa sobre la morfología de la glándula y sus eventuales nódulos.

La citopunción de la tiroides

Es relativamente frecuente realizar citopunciones en la tiroides, hasta el punto de que esta técnica figura entre las primeras investigaciones que se llevan a cabo en pacientes que presentan nódulos aislados. El método consiste en introducir una fina aguja, unida a una jeringuilla, en la región de la tiroides que presenta la anomalía. El objetivo de la prueba es la extracción de cierto número de células que posteriormente se observarán al microscopio. El patólogo las examinará para detectar la eventual presencia de anomalías en dichas células. Esta técnica es relativamente simple, rápida y poco dolorosa (no más que una extracción de sangre). A través de la citopunción también podemos extraer líquido de los quistes que puedan existir en la tiroides.

Del mismo modo, el paciente sólo percibe un ligero dolor muy localizado. Como mucho, se puede temer una ligera tumefacción o un pequeño hematoma localizado. Hay que añadir que no se conoce ni un solo caso de metástasis de cáncer de tiroides a consecuencia de este método. No se usa anestesia local en este tipo de intervención, ni siquiera en el caso de los niños.

Observación: no se usa este método si el examen clínico no detecta tumefacción o algún nódulo en la glándula tiroides. Los nódulos no palpables sólo pueden ser puncionados mirándolos a través de una ecografía. La citopunción con aguja fina se indica en nódulos tiroideos y en los bocios multinodulares. Sin embargo, la única manera infalible de revelar la naturaleza de un nódulo en la glándula tiroides sigue siendo la cirugía. La citopunción de la tiroides permite, por su parte, determinar entre un 85 y un 90 % el diagnóstico sobre la naturaleza del nódulo y encontrar la diferencia entre tumores benignos y cánceres. El interés de la citopunción tiroidea depende de las competencias de quien la lleva a cabo y del médico patólogo que examina las muestras extraídas.

Además de las diferentes pruebas clínicas y del diagnóstico por imágenes, existen otros exámenes específicos para la tiroides, que vamos a citar, aunque presentan poco interés:

- *El yodo total*

Se trata de una dosis de yodo hormonal (el mismo yodo que secreta la tiroides) añadido a una dosis de yodo no hormonal, que será absorbido pero no transformado en hormona.

En estado normal, la cantidad de yodo total es de seis a doce microgramos por 100 ml de plasma, En caso de hipertiroidismo, el yodo total es elevado, y si se padece hipotiroidismo, será bajo.

- *El yodo hormonal (también llamado BEI)*

Su valor normal es de cinco a diez microgramos por 100 ml de plasma. En el hipertiroidismo, su valor es superior a los diez microgramos, y lo contrario ocurre con el hipotiroidismo, en cuyo caso su valor es inferior a tres microgramos por 100 ml de plasma.

El yodo hormona representa el conjunto de hormonas tiroideas. En la actualidad, preferimos las dosis de fracciones libres de las hormonas T3L y T4L.

5. ¿Cuál es su papel?

Podemos comparar la glándula tiroides con un director de orquesta del cuerpo humano.

Las hormonas tiroideas juegan un papel esencial en numerosas funciones del organismo, como, por ejemplo, en el aumento de la secreción de las hormonas T3 y T4, que ocasionan una subida de la temperatura corporal. Las combustiones, entonces, aumentan y aparece la sensación de sed, mayor sensibilidad al calor y la aceleración de todas las funciones del organismo. Por el contrario, la baja secreción de las hormonas T3 y T4 comportará una bajada de la temperatura corporal.

Así, el aumento de la secreción de las hormonas tiroideas producirá:

- aceleración del ritmo cardíaco;
- alteración del tránsito intestinal, de tipo diarreico;
- piel y tegumentos calientes y húmedos;
- pérdida de peso;
- excitación y agresividad.

En caso de baja secreción de estas hormonas, encontraremos los signos clínicos siguientes:

- disminución del ritmo cardíaco;
- alteración del tránsito intestinal, tipo estreñimiento;
- piel fría y seca;
- aumento de peso;
- vacíos de memoria o despistes continuados, asociados a síntomas depresivos.

La glándula tiroides funciona desde el estadio embrionario, en el que interviene de manera capital en el crecimiento del feto, particularmente en el desarrollo del sistema nervioso fetal. Más tarde, es en la pubertad cuando se asocia a las hormonas del crecimiento y sexuales para propiciar las transformaciones físicas propias del adolescente. En conclusión, la pequeña glándula tiroides produce, a lo largo de toda nuestra existencia, las hormonas indispensables para el buen funcionamiento del organismo.

a) El corazón y la tiroides

Más allá de estas generalidades, conviene abordar el papel de la tiroides en ciertos órganos mayores del cuerpo, como el corazón.

En efecto, las enfermedades de la tiroides pueden acarrear disfunciones en la actividad cardíaca.

Hagamos ahora un breve recordatorio sobre el funcionamiento del corazón:

El corazón es un músculo constituido por cavidades que se contraen para conseguir la circulación de la sangre por todo el organismo. Gracias a las válvulas ubicadas en el corazón, la sangre no circula en un solo sentido. Regresa al corazón a través de las venas, luego se dirige a la aurícula derecha y el ventrículo derecho la bombea hacia los pulmones. Desde allí, la sangre va a la aurícula y al ventrículo izquierdo, de donde saldrá bombeada hacia los diversos órganos corporales a través de las arterias.

En lo que concierne a las dolencias tiroideas, tenemos que comprender dos principios primordiales:

- Para empezar, dado que el corazón es un músculo, necesita oxígeno para funcionar. Dicho oxígeno lo recibe mediante las arterias coronarias. Por desgracia, si esas arterias están en mal estado se producirá una obturación de los vasos y, en consecuencia, una disminución del flujo sanguíneo en las arterias. Entonces, el músculo cardíaco funciona con un déficit de oxígeno. En estos casos, puede producirse una angina de pecho, incluso un infarto.
- Por otra parte, para que el corazón funcione de manera armoniosa, es decir, para que bombee la sangre de manera uniforme y eficaz, los tejidos especializados del interior del corazón, que producen impulsos eléctricos, deben estimularlo para que se contraiga de forma regular.

El aumento de la secreción tiroidea (y particularmente de la tiroxina secretada por la glándula tiroides) estimula al corazón y lo hace palpitar con mayor intensidad y rapidez. Con ello, aumenta el ritmo cardíaco más de lo necesario (entonces hablamos de taquicardia) y aparecen fuertes palpitaciones que el mismo individuo percibe claramente. Cuando una persona siente unas palpitaciones intensas en reposo, de manera prolongada en el tiempo, puede ser un síntoma de una dolencia tiroidea.

Observación: la estimulación prolongada del corazón por la glándula tiroides puede producir un aumento de la presión arterial llamada *hipertensión arterial sistólica.*

Normalmente, la presión diastólica, es decir, la más baja, se mantiene normal.

Sería muy difícil entrar en detalles sobre el papel que juega la tiroides en el conjunto del organismo. Como hemos visto antes, esta glándula interviene prácticamente a nivel de todas las células del cuerpo. Algunos casos particulares pueden citarse a modo de ejemplo.

En el caso de hipertiroidismo (también llamado *hipertireosis* y *tirotoxicosis*), la enfermedad se debe al aumento de la secreción de hormonas (T3 y T4), con los siguientes síntomas:

- Pérdida de peso.
- Termofobia.
- Irritabilidad.
- Palpitaciones.
- Sofocos.
- Temblores.
- Fatiga muscular.
- Peristaltismo potenciado.
- Desarreglos en los ciclos menstruales.
- Comezón en el cuero cabelludo.
- Lagrimeo frecuente.
- Bocio.

Por el contrario, en caso de hipotiroidismo, encontramos los síntomas inversos. Recordemos que estamos hablando de hipotiroidismo cuando la glándula no secreta suficientes hormonas T3 y T4. Por otra parte, en su forma más habitual, esta dolencia afecta al 1 % de la población, principalmente a mujeres maduras y de avanzada edad. En estos casos, el hipotiroidismo se debe a un problema autoinmune y desencadena la atrofia o la hipertrofia de la glándula propiamente dicha.

El hipotiroidismo, al contrario que el hipertiroidismo, ralentizará numerosas reacciones químicas del organismo:

- Aumento de peso.
- Sensibilidad extrema al frío.
- Problemas psicológicos, como sensación de fatiga intensa, somnolencia y lentitud intelectual.
- Dificultad de elocución.
- Disminución del vello y problemas cutáneos.
- Problemas del sistema nervioso que cursan como la depresión.

A estos diferentes problemas derivados de la disfunción de la glándula tiroides se pueden añadir algunas dolencias autoinmunes tales como:

- Anemias perniciosas debidas a un déficit de vitamina B12.
- Diabetes por carencia de insulina.
- La enfermedad de Addison, porque las glándulas suprarrenales no producen suficiente cortisol ni aldosterona (por suerte, este déficit puede compensarse perfectamente mediante la ingesta de comprimidos).
- Insuficiencia ovárica prematura o ausencia de reglas, e incluso esterilidad, hasta llegar a una menopausia prematura.
- Mal funcionamiento de las glándulas paratiroideas, lo que provoca una baja calcemia (índice de calcio en sangre) y puede causar tetania, que será tratada con cápsulas de vitamina D.
- Finalmente, puede aparecer una enfermedad cutánea llamada *vitíligo* que se caracteriza por zonas despigmentadas que producen manchas blancas en la piel.

Todos estos ejemplos, aun sin ser exhaustivos, nos permiten conocer los diferentes papeles de la glándula tiroidea, siempre complejos e importantes. Los iremos estudiando al abordar las diversas patologías o disfunciones de la glándula que nos ocupa.

Recordemos: las hormonas tiroideas actúan, pues, en multitud de tejidos del organismo, en numerosos órganos y en el metabolismo de cada uno de ellos.

a) En cuanto a tejidos y órganos

En el adulto, las hormonas tiroideas afectan a todos los tejidos. Aumentan el consumo de oxígeno y la producción de calor (metabolismo basal). La acción de las hormonas tiroideas actúa fundamentalmente en:

- el tejido muscular, favoreciendo la rapidez en la decontracción;
- el tubo digestivo, estimulando el tránsito;
- la termogénesis, favoreciendo la producción de calor.

Debemos tener en cuenta que, en los niños, la producción de hormonas tiroideas resulta esencial para la maduración del sistema nervioso central, en la aparición y desarrollo de puntos de osificación y en el crecimiento del conjunto del cuerpo. Por ejemplo, un déficit de hormonas yodadas acarreará hipotiroidismo y, por tanto, enanismo. Este déficit suele detectarse desde el nacimiento.

b) En cuanto al metabolismo

Las hormonas tiroideas tienen una acción importante en los glúcidos, los lípidos, las proteínas y los movimientos hídricos.

Capítulo II

Las disfunciones de la tiroides

Los problemas de tiroides no son ajenos al sexo y la edad. En este sentido, suelen afectar mucho más a las mujeres mayores que a los hombres. En el caso de la enfermedad de Basedow, siete enfermos de cada ocho son mujeres y el 6 % de las mujeres mayores de sesenta y cinco años sufren hipotiroidismo.

Podemos considerar diversas patologías de la glándula tiroides, como las principales:

- El hipertiroidismo.
- El hipotiroidismo.
- El cáncer.
- El bocio.
- Los nódulos.

1. El hipertiroidismo

Patología frecuente (aproximadamente el 1 %) que aparece sobre todo en la mujer de entre treinta y cincuenta años. El hipertiroidismo es el conjunto de manifestaciones clínicas debidas a un aumento permanente e irrefrenable de la secreción de hormonas tiroideas. Este hiperfuncionamiento acelera todo el metabolismo. En el plano bioquímico, el hipertiroidismo se caracteriza por un aumento de la T3L y de la T4L, así como por una disminución en los valores de la TSH.

a) Las causas del hipertiroidismo

Sus causas principales son:

- **La enfermedad de Basedow** o enfermedad de Graves-Basedow (del 70 al 85 % de los casos), nombre que recibe de los dos médicos que la describieron. Se trata de una enfermedad autoinmune o de anticuerpos que estimulan anormal y excesivamente la tiroides. Esto conduce a una hiperactividad y a elevados índices de las hormonas T3 y T4. Esta dolencia, que se encuentra más en las mujeres que en los hombres (siete mujeres por cada hombre, con una edad que oscila de los veinticinco a los cincuenta años), puede atacar a diversos tejidos, como los que están detrás de los ojos, provocando exoftalmia (ojos saltones con retracción de los párpados y mirada fija) o en la piel de las piernas (mixoedema pretibial). Los factores desencadenantes de esta enfermedad pueden tener orígenes diversos: traumas psicológicos, exceso de trabajo, pubertad, embarazo, menopausia.

  Los primeros síntomas clínicos se manifiestan a través de termofobia, problemas digestivos, palpitaciones, así como un adelgazamiento progresivo incluso sin falta de apetito, caracterizado por una pérdida muscular cuadricipital. Luego pueden aparecer taquicardias constantes con una frecuencia de latidos de 100 a 130, así como la taquicardia en reposo, fuertemente agravada durante los esfuerzos, bocio homogéneo y difuso. Pueden manifestarse otros síntomas tales como la irritabilidad, los temblores, la astenia sexual en las mujeres y la impotencia en los hombres, la humedad cutánea y la diarrea frecuente.

- **Los nódulos tiroideos tóxicos:** son pequeñas masas que se encuentran en la tiroides, solos o en grupo. Pueden ser de diferentes tipos pero si uno solo secreta hormonas tiroideas en exceso (nódulo tóxico) puede desencadenar hipertiroidismo. Más raros que la enfermedad de Basedow, los nódulos benignos pueden llegar a secretar más que la glándula misma.
- **La tiroiditis:** es una inflamación de la glándula tiroides por motivos infecciosos o por otras razones que entraña hipertiroidismo temporal (en unos meses se recupera el funcionamiento normal). La tiroiditis subaguda de De Quervain se relaciona con una agresión viral y se caracteriza por la fijación tiroidea débil y heterogénea a la escintigrafía, en su fase precoz, con la disminución de la TSH y un aumento de las hormonas libres.
- **La ingesta de fármacos** que contengan grandes cantidades de yodo, tales como la amiodarona o la cordarona, medicamentos ricos en yodo, puede ser el origen del hipertiroidismo medicamentoso.
- Muy raramente, **la estimulación por la hormona gonadotrófica placentaria** en la mola hidatiforme.
- El **tumor hipofisario** es el resultado de un problema de funcionamiento de la hipófisis que genera un exceso de secreción de TSH.
- **Excepcionalmente (sólo en algunos casos), la resistencia hipofisaria a las hormonas tiroideas.**

b) Síntomas del hipertiroidismo

Los síntomas del hipertiroidismo son múltiples y variados:

- Adelgazamiento: el adelgazamiento es uno de los primeros síntomas del hipertiroidismo. A veces se manifiesta la pérdida de decenas de kilos a pesar de llevar una alimentación muy rica y de no perder el apetito; los individuos pueden incluso levantarse a media noche para comer y pican durante todo el día. Las caras se tornan demacradas, el tórax se estrecha y la musculatura pierde tonicidad, particularmente en los muslos y las pantorrillas.

- Sudoración importante y otros problemas de regulación de la temperatura del cuerpo. El sujeto tiene sensación de calor de manera continua y presenta dolencias vasomotoras.
- Problemas cardíacos con palpitaciones o taquicardia. El pulso se hace muy rápido, el ritmo cardíaco habitualmente regular puede volverse irregular, anárquico en las personas mayores, y las aurículas pierden su capacidad para contraerse de manera organizada.

- Pérdida de masa ósea.
- Sueño entrecortado y nada reparador.
- Aumento del apetito y de la sed.
- Tránsito acelerado acompañado de diarreas.
- Fatiga muscular.
- Aumento de la presión sanguínea.
- Sensibilidad a la luz, lagrimeo y ojos hinchados.
- Sofocos.
- Picores en la piel.
- Desarreglos en el ciclo menstrual.
- Irritabilidad y nerviosismo.

Todos estos signos no están necesariamente presentes todos al mismo tiempo y en muchos casos pueden ser muy sutiles en las personas mayores. El diagnóstico se confirma gracias al análisis de sangre, que mostrará un bajo índice de la hormona TSH, así como elevados niveles de la hormona T4L.

c) Factores de riesgo

Incluso en la actualidad, la medicina clásica no reconoce verdaderos factores de riesgo claros para el caso del hipertiroidismo. Sin embargo, ciertos expertos no dudan en afirmar que el estrés, una separación, la pérdida de un ser querido, etcétera, pueden precipitar la enfermedad de Basedow.

d) Cómo reducir el hipertiroidismo

Aunque no se pueda prevenir el hipertiroidismo, podemos reducir su impacto cuando se manifiesta mediante simples reglas de higiene de vida y de alimentación.

Para empezar, hay que evitar en todo lo posible cualquier situación estresante o aprender, en caso contrario, a controlar bien la ansiedad. Una buena higiene de vida resulta indispensable, evitando las bebidas excitantes como el café o el té, alimentándose de manera equilibrada sin alimentos ricos en yodo y haciendo diversas comidas ligeras y regulares. Las personas que han perdido demasiado peso y, como consecuencia, también masa muscular, deben seguir una alimentación hipercalórica e hiperproteica, con el fin de compensar las pérdidas provocadas por el hipertiroidismo.

Observaciones: algunos alimentos como la coliflor, los nabos, el brócoli y la colza, los cacahuetes, el mijo y los piñones consiguen que el yodo no pueda ser utilizado por la tiroides. Estos alimentos, denominados *goitrógenos*, contienen isotiocianatos, sustancias que tienen el mismo efecto que el propiltiouracilo, un fármaco de síntesis antitiroidea. Su consumo regular contribuye a regularizar el buen funcionamiento de la glándula tiroides en un intervalo de tiempo relativamente breve.

e) Cómo diagnosticar el hipertiroidismo

Cuando un paciente presenta uno o diversos de los problemas anteriormente descritos, un análisis clínico de la glándula tiroides podrá diagnosticar o no un eventual hipertiroidismo.

Como se puede palpar, por delante de la laringe y de la tráquea, la hipertrofia se advierte inmediatamente. Los dos lóbulos se perciben a ambos lados de la tráquea y se mueven con la deglución, de arriba abajo. El diagnóstico deberá confirmarse con pruebas del corazón, ya que cualquier hipertiroidismo se acompaña de la aceleración del ritmo cardíaco o de taquicardia. Las palpitaciones del corazón pueden ser superiores a las cien por minuto.

Tras estos análisis clínicos, conviene realizar otros bioquímicos para poder diagnosticar el hipertiroidismo con total seguridad. Existen tres analíticas llevadas a cabo por la radioinmunología: el análisis de la fracción libre de triyodotironina T3 libre, el análisis de la fracción libre de tetrayodotironina o tiroxina T4 libre y el análisis de la hormona TSH liberada por la hipófisis.

La escintigrafía tiroidea, realizada en un laboratorio especializado y autorizado para la manipulación de isótopos radiactivos, permite dibujar el mapa del tejido tiroideo tras la inyección de un producto con yodo radiactivo. A través de este examen podemos observar:

- una hiperfijación armoniosa (Basedow);
- una fijación localizada (nódulo o adenoma tóxico);
- una fijación pobre (sobrecarga en el organismo debido a un medicamento yodado que se fija sobre la glándula tiroides o una tiroiditis subaguda).

2. El hipotiroidismo

Más frecuente que el anterior, el hipotiroidismo es una enfermedad que aparece sin distinción de edad ni sexo y que puede aparecer incluso desde el mismo nacimiento. No obstante, es más frecuente en mujeres (una de cada cien) que en lo hombres (uno de cada mil) y suele afectar más a la población femenina de edad madura o avanzada (al 6 % de las mujeres de más de sesenta y cinco años). El hipotiroidismo es la consecuencia de una baja producción de hormonas, normalmente relacionada con un funcionamiento ralentizado de la glándula tiroides.

a) Las causas del hipotiroidismo

Existen diversas causas del hipotiroidismo, y entre las principales figuran el hipotiroidismo primitivo y un tratamiento que altere la glándula.

- **El hipotiroidismo primitivo** debido a una tiroiditis linfocitaria crónica (con bocio: Hashimoto, o con atrofia) es una enfermedad autoinmune que se traduce en una destrucción progresiva de la glándula tiroides por los anticuerpos.
- **El tratamiento** con yodo radiactivo o una cirugía para curar el hipertiroidismo o una tiroidectomía a causa de un nódulo o de un cáncer.
- **Un defecto congénito** con ausencia de tiroides desde el nacimiento o un desarrollo anormal de la glándula.
- **Causas medicamentosas** que provocan una sobrecarga de yodo o de litio.
- **Una infección bacteriana o viral de la glándula tiroides (tiroiditis subaguda).**
- **Carencia o exceso de yodo,** dado que este oligoelemento es indispensable para la producción de las hormonas T3 y T4.
- **Un problema en el hipotálamo o en la hipófisis** con una falta de secreción de la TRH por el hipotálamo o de TSH por parte de la hipófisis.

Observación: a principios del siglo xx, la principal causa de hipotiroidismo se debía a la carencia de yodo. Actualmente, gracias al yodo que se añade a la sal de cocina, esta carencia es muy rara en los países industrializados, pero afecta, en el resto del mundo, a doscientos millones de personas.

b) Los síntomas del hipotiroidismo

Los síntomas del hipotiroidismo son los opuestos a los descritos en el caso del hipertiroidismo. Están relacionados con la ralentización del metabolismo que se produce por la falta de hormonas tiroideas. Es posible, por raro que sea, que no se presente ningún síntoma y que sólo el análisis de sangre revele el problema.

Síntomas del hipotiroidismo en el adulto:

- ritmo cardíaco lento;

- falta de energía, que se traduce en la ralentización intelectual e incluso en la depresión;
- cansancio;
- piel fría y rigidez muscular;
- calambres;
- estreñimiento;
- voz ronca;
- pérdida auditiva;
- aumento de peso;
- cara hinchada con rasgos espesos, párpados hinchados, color pálido o amarillento, piel seca y fría, lengua hinchada;
- cabellos secos y débiles y disminución del vello;
- ausencia de menstruación;
- infertilidad;
- descolgamiento mamario;
- bocio (posiblemente).

Síntomas del hipotiroidismo en los niños:
- estreñimiento;
- piel seca y amarillenta;
- falta de apetito;
- retraso en el crecimiento;
- mucho cansancio y un carácter apocado;
- llanto ronco en los bebés.

Observación: el hipotiroidismo prolongado puede acarrear cambios metabólicos importantes en el organismo y aumentar los niveles de colesterol y la creatina fosfoquinasa (CPK), del aspartato transaminasas. Sabemos que unos altos niveles de colesterol pueden dañar las arterias coronarias. En los casos de hipotiroidismo grave, las fibras del músculo cardíaco resultan afectadas: el corazón se debilita y se llega a la insuficiencia cardíaca. También existe el riesgo de padecer enfermedades coronarias, así como un derrame pericárdico.

c) Cuál es la población de riesgo

Algunas personas son más propensas a desarrollar hipotiroidismo, como, por ejemplo:

- las que presentan antecedentes familiares;
- los diabéticos insulinodependientes;
- las mujeres mayores de cuarenta años;
- los hombres mayores de sesenta y cinco años;
- las personas tratadas con litio o amiodarona;
- las mujeres que acaban de tener un hijo.

d) Prevención del hipotiroidismo

Aunque actualmente no se puede prevenir el hipotiroidismo desde el punto de vista médico, un diagnóstico precoz y una alimentación sana pueden reducir su impacto. Durante el tiempo que se padezca hipotiroidismo, se deberían evitar ciertos alimentos, como la mantequilla, la leche de vaca entera, las carnes grasas y los alimentos ricos en grasas como la charcutería. En cambio, se deben consumir alimentos suaves y leches desnatadas o verduras. Algunos alimentos se recomiendan encarecidamente, como el pescado, el marisco y los crustáceos, y las legumbres. Una vez recuperado el equilibrio tiroideo, no se seguirán medidas específicas.

El estrés puede ser un factor desencadenante del hipotiroidismo, así que combatirlo o reducirlo evitará la aparición de la enfermedad.

e) Diagnóstico

Generalmente, el hipotiroidismo se descubre mediante un análisis de sangre rutinario o en aquellos individuos que presenten algunos de los síntomas típicos de la enfermedad.

En función del órgano, se distingue:

- Hipotiroidismo primario, el más frecuente, que es el resultado de un problema primitivo en la tiroides.

- Hipotiroidismo secundario, que es consecuencia de un problema de la hipófisis en el contexto de un tumor de la región hipofisiaria.
- Hipotiroidismo terciario, que es consecuencia de un problema con el hipotálamo.

Cuando un médico cree que su paciente padece hipotiroidismo, puede someterlo a un análisis de sangre para conocer los niveles de TSH.

Tras extraer la sangre, ésta se analiza. Cuando los niveles de TSH son normales, se descarta el diagnóstico de hipotiroidismo primario. En caso de índices superiores a los normales, según las cifras de referencia del laboratorio, se sospechará de hipotiroidismo primario. En ese caso convendrá completar las analíticas mediante el análisis de la T4 libre.

Si se cree que se padece hipotiroidismo secundario o terciario, el diagnóstico se basará en la disminución de T4L, aunque la TSH no sea alta. Los análisis de TSH y de T4 constituyen el primer balance y sólo se imponen salvo que el diagnóstico clínico haga pensar en un problema de hipotiroidismo primario o una insuficiencia tiroidea secundaria o terciaria.

3. Los cánceres

El cáncer es un crecimiento anormal de las células, que invaden y destruyen otros tejidos sanos del organismo. Existen más de cien tipos de cánceres, algunos de ellos relacionados con la tiroides. Por lo general, las células sanas crecen, se dividen y se renuevan de forma ordenada, lo que permite al organismo conservar su equilibrio. Pero cuando las células crecen y se dividen de manera desordenada y excesiva, el tejido excedente que se produce va formando un tumor, que puede ser benigno o maligno. Los tumores benignos no son cánceres propiamente dichos y, una vez extirpados, los riesgos de recaída son muy raros, además de que no ponen en riesgo la vida del paciente. Por cáncer entendemos un tumor maligno. Los cánceres pueden invadir órganos sanos, vecinos, pasar a la sangre o al sistema linfático y formar una metástasis. Además, una vez extirpado, el tumor canceroso desgraciadamente puede volver a desarrollarse, localmente o a distancia.

El cáncer de tiroides es raro, dado que representa, aproximadamente, el 1 % en la actualidad, con una incidencia anual de alrededor de un 7,5 % de casos por cada cien mil personas (en comparación con el cáncer de mama que afecta a unas 110 mujeres de cada cien mil). Es más frecuente en la mujer que en el hombre, y sobre todo en las personas mayores y en las que viven en zonas con carencias de yodo o que se hayan expuesto a radiación en la región cervical (el cáncer de tiroides se sitúa en el décimo lugar de los cánceres en mujeres y en el decimoséptimo en el caso de los cánceres en los hombres).

Se estima que el 4 % de los cánceres de tiroides aparecen antes de los 20 años, el 20 % entre los veinte y los cuarenta, el 35 % entre los cuarenta y los sesenta, y el 41 % en los mayores de sesenta años. En 2000, la edad media de diagnóstico era de cincuenta y un años para las mujeres, y cincuenta y dos años para los hombres. Después, la incidencia disminuye con la edad: sesenta y cinco años para las mujeres, setenta y cinco para los hombres. Esta incidencia aumenta desde la década de 1970.

En la última década se han diagnosticado nuevos casos de cáncer de tiroides con un aumento constatado desde hace casi veinte años. Entre esos nuevos casos de cáncer de tiroides, el 78 % apareció en mujeres y el 22 % en hombres.

Del 6 al 10 % de los nódulos tiroideos aislados son cancerosos.

El pronóstico de este tipo de cáncer es bueno: con un seguimiento de diez años, cabe destacar que se cura del 80 al 95 % de los pacientes.

Existen diversos tipos de cáncer de tiroides: los cánceres diferenciados que son sensibles a la TSH y los indiferenciados, independientes de la TSH, los medulares y los linfomas.

a) Los canceres diferenciados

Los cánceres diferenciados son los más frecuentes y representan más del 80 % de esta patología de la glándula tiroides. En la mayoría de los casos, afectan a individuos jóvenes. Derivan de las células vesiculares de la tiroides, que son células que secretan hormonas tiroideas. Se llaman así porque sus células tienen las mismas propiedades que las células vesiculares que captan, por ejemplo, el yodo.

Clasificamos los cánceres diferenciados en dos categorías:

- cánceres papilares;
- cánceres vesiculares o foliculares.

- *El cáncer papilar*

El cáncer papilar representa el 70 % de los cánceres tiroideos diferenciados. Su índice de incidencia anual oscila del 0,5 al 10 por cien mil individuos y su tasa de curación es elevada, figurando entre los cánceres con mayor potencial de curación.

Desde el punto de vista clínico, los pacientes que sufren de un cáncer papilar presentan un nódulo asintomático en la tiroides, que se mueve durante la deglución y que no puede, en ese estadio, distinguirse de un tumor benigno. Un nódulo tiroideo puede hacer pensar en un tumor canceroso cuando se presenta en niños, en adolescentes, en ancianos o cuando aumenta de tamaño súbitamente. Conforme avanza la enfermedad, el paciente se va quedando ronco, se cansa mucho y le cuesta cada vez más tragar.

A nivel histológico, el cáncer papilar de tiroides es un tumor no encapsulado con estructuras papilares y foliculares. El núcleo de la célula se modifica: encabalgamiento nuclear e invaginaciones de citoplasma en el núcleo, que alcanza un tamaño importante con aspecto de cristal mate y grietas nucleares longitudinales. El tumor se extiende a través de los vasos linfáticos de la tiroides hacia los ganglios linfáticos y, en ocasiones, hacia los pulmones. Entre los cánceres papilares se hallan los que asocian, al mismo tiempo, elementos papilares con elementos vesiculares. El pronóstico es el mismo para las formas mixtas que para los cánceres papilares.

- *El cáncer vesicular o folicular*

El cáncer vesicular o folicular representa el 30 % de los cánceres tiroideos diferenciados y es frecuente en torno a los cuarenta años de edad. Los tumores están encapsulados y producen pocas metástasis locales ganglionarias. En cambio, se extienden a través de la sangre y conllevan localizaciones óseas y pulmonares. Este cáncer tiene peor pronóstico que el papilar.

No es fácil de diagnosticar y se apoya en la rotura capsular o la invasión vesicular. Entre ellos están el cáncer vesicular y los tumores de células oxífilas.

b) Los cánceres indiferenciados

- *El cáncer medular*

El cáncer medular fue descrito por primera vez en 1959. Se trata de un tumor en las células parafoliculares (células C que secretan calcitonina) procedentes de la cresta neural. Representa el 5 % de los cánceres tiroideos. Estos tumores no están relacionados con el metabolismo del yodo. Su evolución tiene lugar, a la vez, en los planos locorregional y metastásico a distancia.

Los carcinomas medulares tienen grandes células con un núcleo centrado, un citoplasma con granulados raros y presentan, muy a menudo, capas de sustancia amiloide. En caso de duda, un marcador por anticuerpos anticalcitonina confirmará o desmentirá el diagnóstico. El cáncer medular puede formar parte de una neoplasia endocrina múltiple de tipo 2A, que se asocia a un feocromocitoma, o de tipo 2B con dismorfia de tipo marfanoide y anomalía del esqueleto y de las fibras nerviosas.

- *El cáncer indiferenciado o anaplásico*

El cáncer anaplásico es raro porque representa en torno al 5 % de los casos. Es mucho más grave que el cáncer diferenciado y suele aparecer en sujetos de avanzada edad. Su evolución es muy rápida, local o regional, ganglionario o metastásico.

Existen otros tipos histológicos de cáncer que son, sin embargo, muy raros, como el linfoma.

c) Los factores etiológicos (que explican la causa de la enfermedad)

En el 95 % de los cánceres, no se encuentra etiología alguna en lo que concierne a los cánceres papilares y los vesiculares.

- Algunos estudios, sin embargo, han sugerido que la sobrecarga de yodo puede aumentar la frecuencia de los cánceres papilares y que los vesiculares se ven favorecidos por la TSH.
- En lo que concierne a la radiación de la zona cervical, el factor etiológico es una causa, dado que se ha demostrado que la radiación, particularmente durante la infancia, favorece la aparición de cánceres tiroideos. El período de latencia entre la irradiación y la aparición del tumor maligno varía entre diez y veinte años de media. Pero a veces el lapso de tiempo es más breve, como se pudo constatar en Chernobyl, en Ucrania, y en Bielorrusia, sólo cuatro años después de la catástrofe. Incluso una radiación muy débil puede implicar alteraciones en la glándula tiroides, así como cánceres, generalmente de tipo papilar. Se ha demostrado que las diferentes cantidades de radiación influyen en los riesgos de cáncer: las dosis moderadas aumentan el riesgo de padecer cáncer, mientras que las altas directamente acaban con la tiroides, lo que se hace patente mediante la desaparición de los bocios hipertiroideos, que se tratan con yodo radiactivo.
- Existen otros factores etiológicos que son, no obstante, más raros, como la tiroiditis de Hashimoto, que es un factor que favorece la aparición de linfomas tiroideos.
- Se ha demostrado que los factores hormonales de la mujer, como las enfermedades tiroideas (nódulos, bocio, tiroiditis de Hashimoto), pueden favorecer la aparición de cáncer de tiroides.

d) La clasificación

La clasificación de la enfermedad permite aplicar el tratamiento más adecuado.

Tumor primitivo:

T0: ningún tumor palpable.

T1: tumor único limitado al istmo o al lóbulo. No hay deformación de la glándula y la movilidad está intacta.

T2: presencia de un tumor único o múltiple que deforma la glándula. La movilidad está intacta.

T3: el tumor sobrepasa la glándula o se fija en ella o existen infiltraciones periféricas.

Adenopatías cervicales:

N0: sin adenopatía palpable.

N1: presencia de uno o varios ganglios palpables, homolaterales y móviles.

N2: presencia de ganglios móviles controlaterales y/o bilaterales, móviles.

N3: presencia de uno a varios ganglios fijos.

Metástasis viscerales:

M0: sin metástasis aparentes.

M+: con metástasis.

e) La prevención de los cánceres de tiroides

Como aún es indeterminada la causa de la mayoría de cánceres de tiroides es muy difícil prevenirlos. En lo que concierne a los cánceres medulares, la herencia puede tener una notable importancia (se estima que el 20 % de los cánceres medulares de tiroides tienen un origen familiar). Si eso ocurre en nuestra familia, habrá que comentárselo al médico para que nos controle y nos practique analíticas a fin de verificar nuestra salud.

¿Cuáles son los síntomas?

Si alguien está varias semanas ronco sin padecer ningún resfriado y advierte un pequeño ganglio o nódulo en la base del cuello, debería consultar al médico para que le practique las pruebas pertinentes. Hay que señalar que la mayoría de los cánceres de tiroides no muestran síntoma alguno, que se mantienen en estado clínicamente latente y que se descubren por casualidad en exploraciones por cualquier otro motivo, como un escáner, un Doppler o una ecografía cervical. La presencia de un nódulo deberá ser objeto de seguimiento médico serio, verificando su medida y su consistencia, dos factores de riesgo para el cáncer.

El cáncer de tiroides raramente se presenta bajo la forma de bocio, salvo que se trate de un bocio muy importante, duro y poco móvil, que suele acompañarse de disnea o de problemas de deglución. El cáncer de tiroides suele descubrirse ante una adenopatía cervical.

Para concluir, ciertas metástasis, particularmente las pulmonares, pueden presentarse bajo formas micro-reticulo-nodulares o macronodulares. Es por ello que cuando se descubren metástasis pulmonares u óseas, conviene examinar atentamente la región cervical por si existiera la presencia de nódulos tiroideos.

También es posible, y esto es mucho más grave, descubrir un cáncer de tiroides a través de síntomas neurológicos debidos a una metástasis cerebral.

f) Cómo diagnosticar el cáncer de tiroides

Existen diferentes pruebas que permiten diagnosticar un cáncer en la glándula tiroides, como:

La ecografía:

La ecografía es una prueba que consiste en proyectar ultrasonidos que permiten visualizar los órganos examinados. Esta técnica nos permite precisar la medida de un nódulo y determinar si es sólido, líquido o mixto. Si el nódulo es líquido, tendrá pocas posibilidades de ser canceroso. Cuando se diagnostica el cáncer de tiroides, generalmente, se practica una radiografía del tórax a fin de buscar posibles metástasis.

El escáner (o tomodensitometría):
El escáner es una prueba que muestra imágenes de los órganos con la ayuda de rayos X. El escáner o tomodensitometría de la región del cuello permite visualizar ganglios cercanos a la tiroides y descubrir si se han extendido.

La escintigrafía:
La escintigrafía es un método de exploración médica que consiste en inyectar una sustancia radiactiva que se fijará en el órgano que se va a examinar. Se realiza con yodo 123 o con tecnecio 99m. Cuando la fijación sobre un nódulo es débil, éste se denominará *nódulo frío*. Cuando es fuerte se llamará *nódulo caliente* o hipercaptante. Si el nódulo es hipercaptante, con extinción o no del resto de la parénquima tiroidea (nódulo caliente), el riesgo de cáncer no es muy elevado. Pero si el nódulo es isocaptante o hipocaptante (nódulo frío), se considerará sospechoso.

Esta prueba no es demasiado interesante dado que un nódulo sólido en ecografía y frío en escintigrafía puede ser tanto un tumor benigno o un quiste como un cáncer. En la actualidad, sólo la observación microscópica podrá determinar el diagnóstico a ciencia cierta y, en caso de cáncer, su tipología. Para ello, el médico practicará una punción nodular con una aguja fina.

La citopunción:
La citopunción es una prueba que consiste en introducir una aguja en una parte del cuerpo para extraer líquido, sangre o células, en función de lo que se quiera analizar. La punción citológica es uno de los exámenes más importantes que permiten descubrir un cáncer de tiroides. Realizada con la ayuda de una aguja fina, permite aportar los argumentos decisivos en favor de un epitelioma papilar.

En lo que se refiere al epitelioma vesicular, su diagnóstico, salvo por esta prueba, es muy difícil de concretar.

El análisis mediante calcitonina:
La calcitonina es una hormona secretada por las células C de la tiroides cuyas dosis aumentan considerablemente cuando existe un cáncer medular. La calcitonina puede, entonces, considerarse un marcador de tumores.

g) Índice de mortalidad por cáncer de tiroides

Un estudio realizado para el período 1982-1992 sobre mil trescientos casos de cánceres tiroideos ha mostrado un considerable aumento del número de cánceres, con una media del 6 % anual, y un aumento de cánceres papilares del orden del 14 % anual, mientras que el porcentaje de cánceres no papilares permanece estable.

A finales del siglo XX se advirtió un incremento en el número de fallecimientos a causa de cáncer de tiroides, con un porcentaje ligeramente superior en las mujeres que en los hombres.

En diez años, la supervivencia se sitúa en torno al 93 % para los casos de cánceres papilares, al 85 % para los vesiculares, al 75 % para los medulares y sólo en un 10 % para los cánceres anaplásicos.

Si desde la década de 1970 se aprecia un aumento en el número de cánceres de tiroides, se debe en buena parte a:

- El mejor diagnóstico: los tumores detectados son cada vez más minúsculos. El número de ecografías y escintigrafías en la glándula tiroides se ha ido desarrollando de manera notable, lo que ha permitido descubrir tumores que, sin este tipo de pruebas, pasarían desapercibidos.
- El aumento del número de intervenciones quirúrgicas para ciertas patologías tiroideas como el bocio, que permiten también descubrir «involuntariamente» tumores no detectados durante una palpación manual habitual.

- El cambio de clasificación histológica durante la década de 1980, cuando los tumores papilares se clasificaron entre los tumores que antes se consideraban vesiculares.

Número estimado de casos y decesos a causa del cáncer de tiroides (Sobre un estudio realizado en Francia)				
	1980	1985	1990	1995
Incidencia Hombres	381	446	536	665
Incidencia Mujeres	953	1.223	1.612	2.168
Mortalidad Hombres	152	155	153	154
Mortalidad Mujeres	346	338	328	312

Porcentajes de incidencia y mortalidad por cada 100.000 habitantes (Según un estudio realizado en Francia)					
	1980	1985	1990	1995	2000
Incidencia Hombres	1,2	1,3	1,6	1,8	2,12
Incidencia Mujeres	2,7	3,5	4,5	5,8	7,5
Mortalidad Hombres	0,4	0,4	0,4	0,3	0,3
Mortalidad Mujeres	0,6	0,5	0,5	0,4	0,3

h) Incidencia de la catástrofe de Chernobyl en los cánceres de tiroides

Cuando se produjo el accidente nuclear de Chernobyl el 26 de abril de 1986, importantes cantidades de isótopos radiactivos de yodo se dispersaron por la atmósfera. El yodo radiactivo fue inhalado o ingerido a través de alimentos contaminados (como la leche de vaca y las verduras) antes de fijarse en la tiroides. La contaminación, muy importante justo después del accidente, cayó rápidamente debido al breve período radiactivo del yodo 131, que es el más importante de los yodos radiactivos dispersados. Al cabo de tres semanas, el yodo había desaparecido, y tres meses después, no había ni rastro de él.

Sin embargo, Bielorrusia y Ucrania registraron dosis de radiactividad superiores a un gray (unidad que mide la energía transferida por los rayos a las células) en más de quince mil niños pequeños. Por otra parte, el riesgo de aumento de cáncer de tiroides aparecía en grados superiores a los cien miligrays. Las víctimas eran, mayoritariamente, niños menores de cinco años en el momento del accidente, que se contaminaron y que desarrollaron, en consecuencia, cáncer de tiroides. Esta elevada cifra se explica por la tardía distribución masiva de comprimidos de yodo y por la falta de información a la población en cuanto al consumo de productos frescos tales como la leche o las verduras. En los adultos, no se llevaron a cabo estudios sobre la incidencia del accidente en los cánceres de tiroides y no se pueden sacar conclusiones al respecto.

En lo que concierne a los países vecinos de Ucrania y Bielorrusia, no ha podido demostrarse ningún aumento en la incidencia del cáncer tiroideo. El incremento de casos en otros países europeos no puede relacionarse directamente con el accidente de Chernobyl.

Las investigaciones llevadas a cabo desde 1975 demuestran que:

- Para el período de 1975-1985, el aumento del cáncer de tiroides no se relaciona en ningún caso con la catástrofe de Chernobyl, dado que ésta tuvo lugar en 1986.

- Para el período 1986-1991, es poco probable que el aumento de cáncer de tiroides tenga que ver con la catástrofe nuclear.
- Para el período 1991-2000, a pesar del aumento de los cánceres del 0,002 al 0,1 por cada cien mil habitantes, no se puede imputar al accidente.

l) Evolución del cáncer de tiroides en algunos países europeos

- En España

Durante el período de 1983 a 1987 se produjo un destacado aumento de los cánceres, particularmente en Navarra; en el resto del país, la incidencia es estacionaria, con un ligero aumento en la población femenina.

- En Suecia

Durante el período de 1973 a 1992, el número de cánceres de tiroides se mantuvo relativamente estable, tanto en mujeres como en hombres.

- En Alemania

De 1983 a 1987 se produjo un ligero aumento del número de tumores cancerosos en mujeres.

- En el Reino Unido

Lo mismo que en Alemania

- En Italia

Un estudio en Lombardía, en el período de 1983 a 1987, demostró un aumento de la incidencia de cáncer de tiroides en todo el país, pero sólo en las mujeres.

4. Los bocios

Como ya hemos visto anteriormente, la glándula tiroides pesa entre veinte y treinta gramos en un individuo sano. Cuando crece, aparece el bocio. *Bocio* es un término vago que no designa una enfermedad en sí misma sino un aumento del tamaño de la glándula tiroides. El bocio puede ser difuso, nodular o multinodular. Puede ser benigno o maligno, eutoroideo (que fabrica las hormonas de manera normal) o no. Desde el momento en que la tiroides crece, se impone un examen clínico. Sólo así se podrá diagnosticar con precisión su etiología.

Los síntomas clínicos del bocio:

- Dolor cuando se palpa.
- Disfonía: alteración de la voz.
- Disfagia: dolor durante la deglución.
- Disnea: dificultades respiratorias.

Causas del bocio homogéneo:

El bocio homogéneo puede estar causado por:

- Un problema de síntesis hormonal.
- La carencia de yodo (bocio endémico).
- La ingesta de sal de litio.
- La ingesta de antitiroideos de síntesis.
- La carencia de yodo asociada a un problema de síntesis de hormonas (bocio esporádico).
- La tiroiditis de Hashimoto.
- Un factor alimentario.

Pruebas:

Tras una primera palpación, son indispensables otras pruebas más profundas:

- Una radiografía del cuello para buscar calcificaciones o si el bocio se ha extendido hacia el tórax.

– Una ecografía para mostrar el carácter homogéneo o no del bocio. En las siguientes pruebas, la ecografía verificará la evolución del bocio: volumen, aparición de nódulos...
– Una escintigrafía para localizar lesiones tiroideas y que precise la forma, la medida y la estructura del bocio. También permitirá saber si el bocio tiene un carácter profundo o su homogeneidad. Actualmente tiene poco interés en la exploración del bocio.

Los diferentes tipos de bocio

El bocio se clasifica en dos categorías:

– *el bocio homogéneo;*
– *el bocio no homogéneo (o heterogéneo).*

a) El bocio homogéneo

Entre los bocios homogéneos encontramos tres tipologías:

• **El bocio difuso homogéneo con eutiroidismo**

Este tipo de bocio afecta principalmente a las mujeres (el 80 %) y está influenciado por episodios hormonales. Se suele diagnosticar cuando los pacientes acuden al médico para consultar acerca del aumento del volumen de la tiroides. Durante la palpación, el médico no percibe nódulos (si los hubiera ya no se trataría de bocio homogéneo). Sin embargo, no se puede realizar ningún diagnóstico sobre la naturaleza de ese bocio con una simple palpación.

El volumen del bocio simple es variable: va del pequeño bocio invisible durante la deglución al bocio prominente. A menudo es regular, liso. Su consistencia es, al mismo tiempo, elástica y firme.

• **El bocio difuso homogéneo y con hipertiroidismo**

– *La enfermedad de Basedow*

También se denomina *bocio exoftálmico* o *enfermedad de Basedow* en Europa, e incluso enfermedad de Graves por el nombre del médico irlandés que la describió en 1835 en el *London Journal*. Hereditaria y más frecuente entre las mujeres que entre los hombres, este bocio es generalmente indoloro a la palpación.

El bocio exoftálmico es una enfermedad de origen autoinmune que está provocada por la presencia de un anticuerpo tirotropo (una proteína anormal) que estimula la producción de una gran cantidad de hormonas tiroideas. La producción de estos anticuerpos está animada por una especie de «sistema de vigilancia» a base de células sanguíneas cuya acción es supresiva; son células asesinas, linfocitos auxiliares.

Los síntomas clínicos del bocio de la enfermedad de Basedow son los siguientes:

- Pérdida de peso incluso sin pérdida de apetito.
- Pérdida muscular.
- Nerviosismo.
- Irritabilidad.
- Sudoración excesiva.
- Taquicardias.
- Pitos en la auscultación con sensación de temblor en la palpación.
- Intolerancia al calor.
- Temblores.
- Piel húmeda.

Observación: un bocio difuso homogéneo con hipertiroidismo, en el 50 % de los casos, está asociado a una enfermedad ocular con ojos rojos, lagrimeo y párpados hinchados. Los síntomas clínicos reflejan, por lo general, los numerosos efectos que presentan los desarreglos tiroideos en el organismo: aceleración del pulso, transpiración abundante y desórdenes intestinales con diarreas. El paciente se torna repentinamente irritable y adelgaza mucho a pesar de comer como siempre; la pérdida regular de peso se debe a la degradación de las proteínas que se encuentran en el organismo.

– *La tiroiditis subaguda de Quervain*
En una tiroiditis subaguda (de origen viral) de Quervain, el bocio suele ser doloroso, junto con dolores cervicales que ascienden hacia los oídos.

El tratamiento es a base de antiinflamatorios y la curación es rápida. En las formas más severas, se pueden prescribir incluso corticoides.

– *La tiroiditis transitoria y sin dolor*
Esta tiroiditis no se acompaña de molestias ni de síndromes inflamatorios.

El tratamiento es a base de antiinflamatorios.

• **El bocio difuso homogéneo con hipotiroidismo**
Este bocio, el más frecuente, suele aparecer en mujeres jóvenes que advierten un aumento en el volumen de su garganta. La causa de dicho aumento se debe a la ralentización en la producción y secreción de hormonas. La hipófisis responde a esta carencia aumentando la secreción de TSH. La glándula tiroides, sometida a esta sobreestimulación, crece, aunque no aumente la producción hormonal.

– *Los factores etiológicos*
Para que se pueda hablar de bocio, se tiene que haber secretado, en un momento determinado, una gran cantidad de TSH, y de manera prolongada, como respuesta a una insuficiencia en la síntesis de las hormonas tiroideas. Dicha insuficiencia se debe a un problema en la síntesis hormonal cuyos orígenes pueden ser:

- una intoxicación debida a factores goitrógenos como: contaminación de las aguas potables, ciertos medicamentos como el litio, algas marinas ricas en yodo, alimentos goitrógenos (nabos, coles, cebollas, mandiocas...).
- la carencia de yodo;
- la herencia familiar;

– *Los factores geográficos*
En ciertas zonas es más frecuente esta patología, principalmente en las zonas montañosas.

– *Especificidad del bocio con hipotiroidismo*
El bocio con hipotiroidismo es liso, móvil, y su consistencia recuerda a la del caucho. Clínicamente, está aislado, sin huellas de tumores y sin carácter vascular. Pueden hincharse o deshincharse en función de los episodios que marquen la vida del paciente: estrés, emociones intensas, embarazos.

– *Biología*
Aumento de los anticuerpos antitiroideos en las causas autoinmunes (antiperoxidasa superior a 1/100; antitiroglobulina superior a 1/2.500).

- T3 y T4 normales.
- Aumento de TSH.

b) Los bocios heterogéneos
Entre los bocios no homogéneos encontramos:

- **El bocio difuso no heterogéneo eutiroideo**

El bocio difuso heterogéneo es un bocio nodular que puede ser multinodular o acabar siéndolo.

Especificidad del bocio heterogéneo eutiroideo:

El bocio está abombado y muestra, en la escintigrafía, nódulos hipocaptantes que pueden ser líquidos, como se verá en la ecografía; nódulos isocaptantes o hipercaptantes.

Posibles complicaciones:

Pueden aparecer complicaciones como hemorragias locales en un nódulo, infecciones y otros problemas localizados. Asimismo, algunos nódulos pueden degenerar. Si ése es el caso, deberá hacerse una prueba anatomopatológica y pensar en la cirugía.

- **El bocio difuso heterogéneo hipertiroideo**

El bocio difuso heterogéneo hipertiroideo es la forma complicada de un bocio nodular o multinodular. Se debe a una sobrecarga de yodo con tirotoxicosa. Se caracteriza por la ausencia de nódulo extintivo en escintigrafía.

- **El bocio difuso heterogéneo, con hipertiroidismo y nódulo extintivo**

Este bocio se caracteriza por la existencia de nódulos tóxicos con tirotoxicosis clínica. No hay signos visibles, pero aparecen problemas cardiovasculares, debido a la edad avanzada de los pacientes que sufren este tipo de bocio.

El tratamiento del bocio difuso heterogéneo, con hipertiroidismo y nódulo extintivo es quirúrgico o mediante yodo radiactivo.

- **El bocio difuso heterogéneo sin hipertiroidismo, pero con nódulo extintivo**

Es un bocio heterogéneo que capta el isótopo sin comportar tirotoxicosis clínica ni biológica.

Su tratamiento es quirúrgico o mediante yodo radiactivo.

5. Los nódulos tiroideos

Es frecuente que aparezcan pequeñas zonas abultadas en la glándula tiroides, por razones que no siempre llegamos a conocer bien. Estas pequeñas protuberancias, denominadas *nódulos* (del latín *nodulus,* que significa «nudito»), afectan en torno al 5 % de la población. Pueden ser visibles con un simple vistazo o mediante la palpación, pero también pueden pasar desapercibidos porque recientes estudios demuestran que una de cada dos personas presenta al menos un nódulo sin saberlo. Son cuatro veces más frecuentes en las mujeres que en los hombres, y pueden ser simples o múltiples.

Si bien los nódulos tiroideos suelen ser, la mayor parte de ellos, asintomáticos, es indispensable realizar unas pruebas exhaustivas, dado que entre el 5 y el 10 % de las masas palpables son cancerosas. El cáncer es más posible en el caso de un nódulo único que en los nódulos múltiples.

a) Si usamos escintigrafía, los diferentes tipos de nódulos son:

- Los nódulos hipocaptantes.
- Los nódulos isocaptantes.
- Los nódulos hipercaptantes.

- **Los nódulos hipocaptantes**

Los nódulos hipocaptantes, o nódulos fríos, representan el 80 % de los nódulos. Se presentan como zonas que no captan el radiotrazador o lo captan muy ligeramente. Esta ausencia de captación muestra entonces la presencia de tejido tiroideo que funciona de manera anormal. El problema de este tipo de nódulos es su riesgo de malignidad (el 10 % de los nódulos operados).

Se distinguen dos familias de nódulos fríos mediante ecografías:

- Los nódulos fríos con líquido:
  - quistes tiroideos

  El contenido de este quiste es claro, casi acelular. Tras una punción, la supervivencia está asegurada.

  - el hematocele

  De rápida evolución, este nódulo se acompaña de dolor cervical. El tratamiento de este tipo de nódulos es la punción, en caso de dolor, y la cirugía si existe reincidencia.

- Los nódulos fríos y sólidos en ecografía:

– Este nódulo requiere una punción para el análisis citológico, que puede poner de manifiesto:

  – un adenoma tiroideo en la mayoría de casos
  – una tiroiditis
  – un cáncer de tiroides
  – metástasis intratiroideas o, más raramente, un linfoma

- **Los nódulos isocaptantes**

Representan entre el 10 y el 15 % de los nódulos. Se trata mayoritariamente de lesiones frías, ubicadas en el seno del parénquima tiroideo. Envueltos en tejidos sanos, estos nódulos se consideran fríos.

- **Los nódulos hipercaptantes**

Los nódulos hipercaptantes, o nódulos calientes, representan entre el 5 y el 10 % de los nódulos. Se presentan como zonas que fijan los radiotrazadores de manera más pronunciada que en el resto de la glándula.

En la mayor parte de los casos, los nódulos calientes son benignos y representan menos del 1 % de los cánceres.

Podemos encontrar, en función del tejido tiroideo intranodular y de la producción hormonal:

– Un nódulo caliente extintivo con hipertiroidismo. En este caso se trata de un adenoma tóxico que se observa especialmente en personas de avanzada edad o con problemas cardiovasculares.
– El tratamiento más apropiado para este tipo de nódulos es la cirugía o el yodo radiactivo.
– Un nódulo caliente, extintivo sin hipertiroidismo. La evolución de este tipo de nódulos hacia la toxicidad no es sistemática.

El tratamiento más apropiado para este tipo de nódulos es la cirugía o el yodo radiactivo, de manera preventiva, o, en función de la edad del paciente, un simple control médico.

Puesto que los nódulos son fríos en la escintigrafía en casi la totalidad de los casos y que los otros nódulos, llamados *calientes*, entrañan una alteración de la TSH, la validez de la escintigrafía en la exploración de nódulos es cada día más discutida y ya hay cada vez más especialistas que ni siquiera la solicitan. En la actualidad se confía en la ecografía y la citopunción (particularmente para los nódulos sólidos hipoecógenos de más de diez milímetros), que permiten diferenciar verdaderamente los nódulos benignos más frecuentes de los cánceres que habrá que intervenir.

b) Los síntomas

La mayor parte de los nódulos no conllevan síntomas pero en ocasiones podemos observar:

- un problema de deglución;
- un problema respiratorio;
- una sensación de presión en la garganta;
- dolor de cuello que puede llegar hasta la mandíbula;
- pérdida de peso;
- nerviosismo;
- problemas de sueño;
- palpitaciones cardíacas;
- debilidad muscular;

c) La población de riesgo

- Las personas mayores.
- Los que ya han padecido otro problema en la tiroides.
- Las personas con parientes próximos que hayan tenido nódulos tiroideos.
- Las personas a las que se les haya aplicado radioterapia en el cuello o la cabeza.

Existen diversos factores que hacen al nódulo sospechoso y que conducen a una intervención quirúrgica, como:

- la firmeza del nódulo;
- el aumento de tamaño del nódulo;
- un nódulo hipoecógeno en ecografía;
- un nódulo hipocaptante en escintigrafía;
- un paciente muy joven;
- células atípicas y abundantes en punción.

d) En qué momento se debe consultar

El descubrimiento de un nódulo tiroideo es, normalmente, fortuito. Suele tener lugar durante una visita rutinaria al médico o en una visita complementaria tras un análisis de sangre con indicios de alteraciones en las hormonas tiroideas.

La palpación de la tiroides se efectúa colocándose detrás del paciente, quien mantiene la cabeza en posición anatómica.

e) Qué pruebas deben realizarse

- *Análisis de sangre*

La extracción de una muestra de sangre permite medir los índices de TSH en sangre, ya que ciertos nódulos causan hipertiroidismo.

- *Ecografía*

Permite ver los nódulos (tamaño y otras características), y en la actualidad es la prueba de referencia.

- *Escintigrafía*

La escintigrafía, que se realiza mediante la inyección intravenosa de productos radiactivos capaces de fijarse en la glándula tiroides, permite diferenciar los nódulos fríos de los calientes.

- *Citopunción*

Se hace con la ayuda de una aguja fina y una jeringuilla, con la que se extraerán células que serán depositadas en un porta para analizarse al microscopio. Dicho análisis permitirá precisar el carácter benigno o maligno del nódulo.

La punción también permite extraer el líquido que se encuentra en el interior de los quistes tiroideos.

Aunque la única forma de garantizar la naturaleza de un nódulo tiroideo sea la cirugía, la citopunción permite, en un 90 % de los casos, hacer un diagnóstico preciso y distinguir quistes de tumores. Es, en la actualidad, una prueba de referencia.

Capítulo III

Los tratamientos de las enfermedades tiroideas

1. El tratamiento del hipertiroidismo

Los tratamientos varían en función de las enfermedades (hipertiroidismo, hipotiroidismo, bocio, nódulos o cáncer). Los fármacos o la cirugía aportan a los pacientes bienestar y en muchos casos curación. Los medicamentos se prescriben en caso de hipertiroidismo o hipotiroidismo, y la cirugía cuando existen nódulos o tumores.

a) Los tratamientos medicamentosos para curar el hipertiroidismo

Para curar el hipertiroidismo existen medicamentos antitiroideos, que se denominan *antitiroideos de síntesis (ATS).*

- Neomercazole;
- Basdène®;

- propilciouracile, que sólo se encuentra en las farmacias de los hospitales.

Estos fármacos son eficaces, ya que permiten que las hormonas recuperen unos niveles normales y eliminan los síntomas.

¿Cómo se sigue el tratamiento?

Tras haber efectuado una analítica de sangre, que comprende el T4L y TSH, y una NFS, se prescriben antitiroideos de síntesis (ATS) en función del peso y la gravedad de la enfermedad. A este tratamiento se suele asociar un medicamento ralentizador del ritmo cardíaco (betabloqueador) como el Avlocardyl®. El siguiente análisis de sangre, después de un mes, sirve para comprobar si el número de glóbulos blancos es demasiado bajo. Si ése es el caso, se concluye el tratamiento. Normalmente, en ese lapso de tiempo, los índices de T4 libre se reducen sin dificultad. La TSH es más lenta en reaccionar y seguirá siendo baja. Entre uno y tres meses se puede ir disminuyendo la dosis diaria de ATS, pero actualmente se prefiere conservar una dosis importante y asociarla a hormonas tiroideas para evitar el efecto yoyó y provocar hipotiroidismo. Por lo general, la duración de un tratamiento de este tipo es de entre uno y dos años, período que puede ser más largo según la forma en que cada organismo reaccione a la medicación. Sin embargo, hay que ser prudentes porque pueden producirse recaídas, tanto durante el tratamiento como una vez finalizado.

b) Algunas cuestiones relacionadas con el tratamiento medicamentoso del hipertiroidismo

- ¿Los fármacos antitiroideos provocan efectos secundarios?

  Los fármacos de este tipo producen, en ocasiones, efectos secundarios como erupciones cutáneas o sarpullidos. Estas reacciones alérgicas aparecen en un 5 % de los casos. Pueden surgir otros efectos secundarios, muy raros, pero más graves, como hepatitis, artritis y, en particular, una reducción importante de glóbulos blancos.

– ¿Es permanente la curación con un tratamiento antitiroideo?

No. Solamente en un 60 o 70 % de los casos la curación es permanente y es muy difícil saber qué pacientes se curan definitivamente.

– En caso de un importante descenso de los glóbulos blancos, ¿cuánto tiempo se tarda en recuperar los índices normales después de concluir el tratamiento?

Cuando el descenso de glóbulos blancos es importante, el organismo deja de estar protegido contra infecciones que, aun siendo en principio benignas, pueden acabar resultando graves e incluso mortales. El tratamiento, entonces, deberá interrumpirse inmediatamente y la normalidad se recupera en pocos días.

c) El yodo radiactivo para curar el hipertiroidismo

Para resolver los problemas de tiroides podemos emplear el yodo radiactivo, que es una forma de yodo químicamente idéntica al yodo no radiactivo. La tiroides absorberá el yodo radiactivo del mismo modo que lo hace con el yodo normal, con la diferencia de que el núcleo del yodo radiactivo producirá radiaciones que actuarán sobre las células en las que se concentre.

¿Cómo actúa el yodo radiactivo sobre la tiroides?

Para producir hormonas, la tiroides necesita yodo. En caso de hipertiroidismo, la glándula está excesivamente estimulada y secreta demasiadas hormonas que, una vez en sangre, causan los síntomas característicos del hipertiroidismo. El aporte de yodo radiactivo regulará este problema acumulándose en las células que producen las hormonas y permaneciendo el tiempo suficiente como para ralentizar la producción de la tiroides. La glándula absorberá el yodo radiactivo como haría con el no radiactivo, porque es incapaz de distinguirlos.

El tratamiento del hipertiroidismo mediante yodo radiactivo reduce los índices de hormonas haciendo desaparecer los síntomas de la enfermedad (adelgazamiento, exceso de sudoración, problemas con la regulación de la temperatura, problemas cardíacos con palpitaciones o taquicardia, pérdida de masa ósea, sueño entrecortado y poco reparador, aumento del apetito, heces abundantes, diarreas, fatiga muscular, aumento de la presión sanguínea, lagrimeo, ojos hinchados, sofocos, picor en el cuero cabelludo, desarreglos en el ciclo menstrual, irritabilidad, etcétera).

Efectos secundarios y contraindicaciones del yodo radiactivo

El tratamiento con yodo radiactivo se usa desde hace más de cuarenta años en millones de personas en todo el mundo. Es el más fácil, eficaz y económico de todos los tratamientos que se conocen. En Estados Unidos, el 90 % de la población que sufre hipertiroidismo es tratada con yodo radiactivo. Numerosos estudios han demostrado que los efectos secundarios de este tratamiento son mínimos, a veces inexistentes y que el yodo radiactivo no conlleva ningún problema ni en los pacientes ni en sus descendientes. Simplemente se recomienda que los pacientes mantengan algunas precauciones para ellos mismos y para su entorno. Esto es particularmente importante en el caso de los sujetos sensibles a los efectos secundarios, como los niños y las mujeres embarazadas. En estos casos, conviene limitar el contacto con este tipo de personas (no tomar a un bebé en brazos y tenerlo mucho tiempo con la cabecita descansando en el cuello, no abrazar durante mucho tiempo a una mujer embarazada) y evitar cualquier contacto íntimo (hay que dormir solo, no bailar abrazado a alguien por mucho que nos guste y evitar los besos apasionados porque en la saliva hay pequeñas cantidades de yodo radiactivo).

Si bien la mayoría de pacientes tratados con yodo radiactivo no advierte ningún efecto secundario, en ciertos casos puede aparecer sensibilidad en la misma glándula tiroides, que desaparece en tres o cuatro días. Contrariamente a lo que se oye y se lee en algunos sitios, este tratamiento no provoca vómitos ni caída de cabello ni reacciones alérgicas remarcables.

Este sencillo tratamiento, eficaz y económico, se usa con completa tranquilidad como tratamiento preferente, salvo en las mujeres embarazadas o que estén en período de lactancia. Y las razones son bien simples: a partir del tercer trimestre de gestación, la tiroides del feto empieza a secretar hormonas capaces de asimilar el yodo radiactivo. Éste pasa de la madre al bebé por vía placentaria, con el riesgo de ralentización de la tiroides del bebé y, como consecuencia, de un retraso en su crecimiento o, peor aún, un cáncer de tiroides. Numerosos médicos efectúan, previamente al tratamiento con yodo radiactivo, un test de embarazo a sus pacientes en edad fértil para asegurarse de que no están encinta. En el caso de la mujer en período de lactancia, el yodo radiactivo pasa a la leche y, de este modo, al bebé. El yodo radiactivo podría provocar nódulos y cánceres en el niño. Por tanto, este tratamiento nunca se aplica a embarazadas y mujeres que amamantan.

En lo que concierne a ciertas ideas preconcebidas sobre la ingesta de yodo radiactivo y el aumento de peso, los estudios demuestran que no existe ninguna relación causa y efecto. Un paciente con hipertiroidismo tiene su metabolismo acelerado y su organismo gasta más energía de la necesaria. Algunos pacientes pierden peso y otros lo ganan porque tienen más apetito y necesitan compensar toda la energía que pierden a través de una mayor ingesta de alimentos. Tras el tratamiento, la energía vuelve a gastarse lentamente, el metabolismo se ralentiza y el paciente recupera la normalidad, y con ello su peso correcto. Es verdad que en ocasiones no se pierde el apetito que se tenía durante la dolencia y el paciente gana peso. La solución será, lógicamente, comer menos.

El tiempo necesario para curar un hipotiroidismo mediante yodo radiactivo es difícil de calcular porque todo depende de cada caso en particular. Habitualmente, el tratamiento alcanza su máximo efecto al cabo de unos tres meses. Algunos pacientes requieren seis meses para recuperarse. También puede suceder que un solo tratamiento resulte insuficiente y que deba repetirse. En los casos más resistentes, se aplicará un tercer tratamiento que no tiene por qué presentar tampoco efectos secundarios.

En ocasiones, al cabo de cierto tiempo de haberse sometido a un tratamiento contra el hipertiroidismo, puede aparecer hipotiroidismo. Esta patología es relativamente habitual en pacientes tratados con yodo radiactivo, así como en los que han sufrido la ablación de parte de la glándula. Generalmente, este hipotiroidismo secundario aparece meses después del tratamiento. En casos muy raros, puede surgir hasta veinte años más tarde.

d) Algunas cuestiones relativas al yodo radiactivo

- ¿Es el yodo radiactivo realmente inocuo?

Sí, el yodo radiactivo libera la cantidad necesaria de radiación a la glándula tiroides y ni un ápice al resto del organismo La parte de yodo que no capta la tiroides se evacúa a través de la orina.

- ¿En qué forma se presenta el yodo radiactivo?

El yodo radiactivo se presenta en forma de cápsulas de gel o en forma de yodo líquido.

- ¿Puede combinarse el yodo radiactivo con otros fármacos hipertiroideos?

Algunos medicamentos no son compatibles con el yodo radiactivo y su administración debe cesar durante unos cuantos días antes de iniciar el tratamiento con yodo. Nunca se debe decidir nada sin el consentimiento del médico; por otra parte, el tratamiento con yodo radiactivo sólo se administra en centros especializados.

- Tras la ingesta de yodo radiactivo, ¿se debe volver al médico?

Siempre debe volverse al médico para que nos examine y verifique que el organismo ha respondido al tratamiento.

- Tras un tratamiento con yodo radiactivo, ¿cuánto tiempo se debe esperar para quedarse embarazada?

Los médicos aconsejan unos seis meses de espera antes de empezar a concebir.

• ¿Puede el yodo radiactivo provocar un cáncer?
Este tratamiento se aplica desde hace cincuenta años y ningún estudio demuestra que su efecto sea cancerígeno.

e) La cirugía

Para curar el hipertiroidismo, la cirugía para la ablación de entre el 80 y el 90 % de la glándula es una alternativa que se practica desde hace varios años. Antes de operar hay que tratar la enfermedad mediante fármacos antitiroideos con una duración de entre un mes y medio y dos meses, para que desciendan los niveles de hormonas tiroideas. Durante la intervención, que comporta los mismos riesgos que cualquier otra intervención quirúrgica con anestesia general, habrá que prestar especial atención en no dañar en absoluto los nervios que controlan el movimiento de las cuerdas vocales y las glándulas paratiroideas.

f) Algunas cuestiones relativas a la cirugía como tratamiento contra el hipertiroidismo

• ¿Cómo puede la ablación parcial de la glándula curar la dolencia?
Si se retiran 9/10 partes de la tiroides, se elimina el tejido suficiente como para que se reduzca la cantidad de hormonas.

• ¿Es frecuente la ablación total de la glándula para curar el hipotiroidismo?
La realidad es que solamente es necesaria en el 2 o el 5 % de los pacientes que sufren esta enfermedad.

• ¿Puede aparecer hipotiroidismo tras la intervención?
Sí, lo mismo que ocurre tras un tratamiento con yodo radiactivo. Actualmente, para evitar recaídas, se recomienda la ablación total o

casi total de la glándula. Esto conduce a un hipotiroidismo postoperatorio prácticamente inmediato que requerirá un tratamiento hormonal de por vida.

2. El tratamiento del hipotiroidismo

El hipotiroidismo es una enfermedad fácil de diagnosticar. El primer paso consiste en un análisis de sangre que revelará la presencia de la enfermedad, incluso antes de la aparición de los primeros síntomas, es decir, cuando el nivel de hormonas tiroideas no llega a la normalidad y la hipófisis se ve obligada a aumentar la producción de TSH. Es este aumento de TSH el que nos permite diagnosticar el hipotiroidismo.

Los principales síntomas del hipotiroidismo son los siguientes:

- aumento de peso;
- escalofríos;
- gran fatiga;
- somnolencia;
- ralentización intelectual;
- dificultades de elocución;
- problemas cardíacos (ya mencionados antes);
- problemas de cabello y piel;
- problemas del sistema nervioso.

El tratamiento del hipotiroidismo es simple e invariable. Reside en la administración de un medicamento (Levothyrox®). El tratamiento es de por vida, con una posología de un comprimido al día. Dicho tratamiento no conlleva efectos secundarios porque lo único que hace es reemplazar las hormonas que le faltan al organismo.

La supervisión médica y clínica (a través de análisis) es indispensable para asegurar que los índices de hormonas sean los correctos y, si no es así, aumentar o disminuir la dosis habitual para evitar que aparezca hipertiroidismo. Si esto ocurriera, habría que buscar la causa en un medicamento concreto. En algunas ocasiones, algunos medicamentos pueden provocar disfunciones tiroideas. Una vez descubierta la causa, habrá que esperar unos meses para que los problemas desaparezcan.

Principales medicamentos que curan el hipotiroidismo

- Levothyrox® (L-tiroxina o T4). Este medicamento se encuentra en dosis de 25, 50, 75, 100, 125, 175 y 200 µg. Dichas dosis se adaptan al caso específico del paciente.
- Euthyral®. Es un medicamento que mezcla T3 y T4 pero que se prescribe poco porque su relación T3/T4 no es del todo correcta.
- Cynomel®. Es un fármaco a base de T3 raramente utilizado y, cuando se prescribe, es por períodos cortos.

3. Los tratamientos contra las inflamaciones tiroideas

Las inflamaciones tiroideas o tiroiditis, por su parte, son sensibles a los tratamientos antiinflamatorios y se curan con ellos, en ocasiones con cortisona. Si las inflamaciones son crónicas, pueden comportar, a la larga, un hipotiroidismo definitivo no doloroso y que no necesita tratamiento antiinflamatorio, ya que no tendría efecto alguno sobre su evolución.

4. El tratamiento del bocio simple

Un bocio simple puede tratarse mediante hormonas tiroideas que limiten su crecimiento. A veces, al acabar el tratamiento, el bocio reaparece. Si es demasiado voluminoso, y crea problemas respiratorios, por ejemplo, puede ser necesaria la ablación parcial de la glándula. La operación es sencilla porque la tiroides está ubicada de manera superficial y es fácil de explorar y manipular.

5. El tratamiento de los nódulos

El tratamiento de los nódulos difiere en función de su naturaleza. El problema consiste en averiguar qué nódulos son cancerígenos y cuáles son benignos. Un nódulo frío resulta sospechoso cuando aumenta de tamaño y su contorno se torna irregular. Tras un examen médico, se lleva a cabo una punción para extraer y analizar posteriormente, al microscopio, las células recogidas. Los resultados sólo pueden ser tres: benigno, sospechoso y maligno.

¿Hay que intervenir quirúrgicamente los nódulos? Cuando el nódulo está sano no es indispensable operarlo a menos que su volumen sea tan grande que implique cierto riesgo de provocar hipertiroidismo y problemas cardíacos. Por el contrario, cuando se constata la naturaleza cancerosa del nódulo, se empieza por analizar una muestra al microscopio. En ocasiones se extirpa toda la tiroides conservando los ganglios. De no existir cáncer, se puede extirpar el lóbulo que contiene el nódulo.

Cuando el lóbulo es benigno, suele aconsejarse una buena revisión anual. A veces se aconseja tomar hormonas tiroideas para frenar su evolución, pero el interés de tal tratamiento no está demostrado y muchos especialistas ni siquiera lo contemplan. Cuando un nódulo es muy grande lo mejor es extirparlo. Un nódulo caliente también puede eliminarse mediante el tratamiento con yodo radiactivo.

6. El tratamiento del cáncer de tiroides

Si bien existen diferentes tipos de cáncer de tiroides, todos ellos tienen en común el anormal crecimiento de las células cancerosas, que acaban destruyendo los tejidos sanos. Dichas células crecen de forma desordenada y se dividen con extraordinaria rapidez. De ese modo se genera tejido excedente que acaba formando un tumor. Los tumores, al seguir creciendo, pueden invadir otros tejidos y órganos sanos que se encuentren próximos o, si llegan a la sangre o al sistema linfático, extenderse por el organismo con plena libertad, formando nuevos tumores. Esto se denomina *metástasis*.

Cuando una biopsia confirma el diagnóstico de cáncer, es necesario efectuar pruebas complementarias para evaluar el alcance de la enfermedad y decidir así el mejor tratamiento.

Generalmente, las pruebas complementarias suelen ser:

- una ecografía abdominal-pelviana que busque metástasis en el hígado.
- Una radiografía pulmonar para buscar metástasis en los pulmones.
- Un escáner en la región de la garganta para buscar eventuales ganglios y detectar una metástasis del cáncer a este nivel.
- Una escintigrafía ósea para buscar metástasis en los huesos (para esta prueba se inyecta a los pacientes una sustancia radiactiva en la sangre que se fijará en el esqueleto y resaltará las zonas anormales).

La cirugía es el principal tratamiento del cáncer de tiroides. Durante la intervención se suele extirpar la totalidad de la glándula. Durante la operación, el cirujano analiza los ganglios linfáticos para comprobar si existen núcleos cancerosos. Los ganglios son, en efecto, los primeros lugares hacia donde se extiende esta enfermedad.

¿Cómo se desarrolla la intervención?

El paciente suele ingresar en el hospital veinticuatro horas antes de la operación, tras haberse sometido a las pruebas preoperatorias de rigor para cualquier intervención quirúrgica (electrocardiograma, radiografía pulmonar, test de función de la tiroides). Para intervenir, el cirujano practica una incisión en la parte central inferior del cuello. Luego separa los músculos y extirpa toda la glándula. Después, busca posibles metástasis del tumor en los ganglios linfáticos. Si están afectados, también los extirpará. En ese caso, la pequeña incisión del cuello deberá ampliarse a todo el cuello. Una vez finalizada la operación, se sutura. Los puntos se retiran cinco días después de la intervención. Por norma general, los pacientes pueden volver a casa unos cuantos días después de haber sido intervenidos.

Tras la ablación total de la glándula tiroides, se efectúa un tratamiento con yodo radiactivo (llamado también *radioterapia metabólica*) que permite eliminar el tejido tiroideo restante. Este tratamiento se lleva a cabo un mes después de la operación, período de tiempo durante el cual el paciente no deberá tomar ningún tratamiento hormonal tiroideo. La hospitalización, en este caso, tiene una duración de tres a cinco días. Es un tratamiento que se soporta bien y que no presenta consecuencias genéticas ni cancerosas.

Contrariamente a la cirugía o la radioterapia que controlan el tumor localmente, el tratamiento con yodo radiactivo implica al conjunto del organismo. Dicho tratamiento se aplica a pacientes que sufren cánceres diferenciados.

Tras este tratamiento, otro basado en hormonas tiroideas compensará la ausencia de la glándula y mantendrá los índices de TSH; cabe destacar que deberá seguirse de por vida.

En los raros casos de cánceres indiferenciados, así como de los medulares, como complemento de la cirugía se puede recomendar la radioterapia. Esta técnica usa radiaciones de alta energía que destruyen las células malignas e impiden que se desarrollen en el organismo. La radioterapia es un tratamiento local que puede asociarse a otros tratamientos.

La terapia hormonal libera las hormonas necesarias para el organismo. En caso de un cáncer diferenciado, las células cancerosas están estimuladas por la TSH, cuyo papel es inducir la secreción de hormonas tiroideas. La producción de la TSH depende de los niveles de tiroxina circulantes: cuando son bajos, la TSH aumenta, y cuando son altos, disminuyen. El tratamiento, pues, deberá adaptarse para conseguir una TSH baja y evitar la estimulación de las eventuales células cancerosas restantes.

La quimioterapia es un tratamiento complementario cuya aplicación implica a todo el organismo. Suele emplearse como complemento de otro tratamiento local y sólo se usa en algunos raros cánceres indiferenciados (anaplásicos) o medulares, pero nunca en los cánceres diferenciados.

a) Efectos secundarios de los tratamientos

- Complicaciones quirúrgicas: tras la intervención, el paciente puede sufrir una ligera hinchazón en la zona donde se le ha practicado la incisión. Le puede doler la garganta y tener dificultades para tragar, así como cierta incomodidad en la nuca. En ocasiones, la voz puede resultar afectada, e incluso puede existir parálisis en una cuerda vocal o un hipoparatiroidismo. Estos problemas suelen ser reversibles y desaparecen en pocas semanas. A veces puede acumularse líquido bajo la incisión. En esos casos suele bastar con practicar una punción con una jeringuilla. Es muy raro que haya que intervenir de nuevo. Si se producen otras complicaciones, serán las inherentes a cualquier intervención quirúrgica (problemas de cicatrización, infecciones, etcétera). Se ha observado que en ciertos individuos, particularmente entre adolescentes y personas de color, se pueden formar queloides alrededor de la cicatriz (cicatrices muy feas que se alargan y tienen relieve). Se tratan con inyecciones de cortisona.
- A veces, tras una ablación de la tiroides, los índices de calcio descienden por las paratiroides. Para solucionar este efecto secundario, el médico prescribirá suplementos de calcio y vitamina D. Dicho tratamiento, si persiste el descenso de calcio, acabará siendo de por vida.

- Complicaciones debidas a la ingesta de yodo radiactivo: cuando está bien tolerado, este tratamiento no provoca efectos secundarios, excepto en muy raras ocasiones.
- Complicaciones debidas a la radioterapia: pueden aparecer algunos efectos secundarios como la dificultad para tragar, la aparición de eritema o una alteración en la voz. Estos efectos son siempre reversibles.
- Complicaciones debidas a la quimioterapia: este tratamiento entraña, muy a menudo, efectos secundarios un tanto severos, como el cansancio, las náuseas, los vómitos, la debilidad general del organismo que resiste poco las infecciones, pérdida de apetito, estomatitis, caída del cabello e inflamación de las mucosas bucales. Como ocurre con la radioterapia, dichos efectos desaparecen cuando finaliza el tratamiento.

b) ¿Cuál es el seguimiento?

En un caso de cáncer de tiroides, después de haberse sometido a uno o varios de los tratamientos anteriormente descritos, el paciente deberá someterse a los controles del especialista para asegurarse de que no exista recaída.

El seguimiento consistirá en:

- Para los cánceres anaplásicos o diferenciados, en pruebas clínicas, radiografía de tórax, escintigrafía con yodo 131 y pruebas con tiroglobulina.
- Para los cánceres medulares, el seguimiento se hace mediante análisis de la calcitonina en sangre.

Una vez que el tratamiento ha finalizado, el paciente puede recuperar su vida normal, siempre observando ciertas reglas fundamentales de higiene:

- Comer razonablemente y de forma sana.
- Practicar una actividad física regular.

- Tener el mínimo estrés posible.
- Relajarse.

c) ¿Cuáles son los riesgos de recaída?

En ocasiones, el cáncer reaparece en la zona de la tiroides o en forma de metástasis. Por ese motivo hay que controlar estrechamente la evolución posterior de cada paciente y no olvidar jamás las visitas de control rutinario. Asimismo, la enfermedad puede reaparecer muchos años después de haberla superado. Hay estudios que demuestran que ciertos tumores pueden reaparecer tras cuarenta años de haber recibido el tratamiento inicial en hasta el 35 % de los pacientes que han desarrollado un cáncer diferenciado. Para los pacientes que han superado un cáncer diferenciado, en el 20 % de los casos, esta patología reaparece diez años después, normalmente en forma localizada (en los ganglios).

d) ¿Cómo se recupera el paciente?

Durante el tratamiento o después del mismo, el paciente puede solicitar ayuda para resolver problemas relacionados con la hospitalización o con el tratamiento propiamente dicho. Esta ayuda favorecerá que vuelva a su vida normal. Si la profesión del paciente lo permite, sus horarios de trabajo pueden adaptarse a los del tratamiento, algo que es de gran ayuda para mantener el equilibrio psicológico y emocional. Asimismo, su retorno al trabajo deberá ser paulatino.

7. Vivir con la enfermedad

Saber que se padece un cáncer es un hecho traumático que provoca en los pacientes ciertas alteraciones psicológicas. Mientras va conociendo la naturaleza del mal que le aqueja, el individuo pasa por todo tipo de emociones. Éstas son, en ocasiones, contradictorias. Entre ellas están el miedo al cáncer, a la muerte o al tratamiento, o bien la ansiedad y la desesperanza, pero también las ganas de vivir intensamente, el optimismo y la valentía. A una fase de ganas de luchar y vivir, suele seguir otra de abatimiento en la que el paciente pierde las ganas de seguir luchando y se pregunta «para qué». Todas estas reacciones son normales teniendo en cuenta el trauma por el que se pasa de la noche a la mañana, sabiendo que se sufre una enfermedad que, todavía hoy, es causa de numerosas muertes.

Si los pacientes tienen el apoyo de su familia y sus amigos, afrontan mejor la enfermedad. Nunca hay que dudar en pedir consejo al médico o al cirujano, que sabrán responder a todas las preguntas.

Las principales preguntas que se hacen los enfermos son las siguientes:

- ¿En qué estadio está la enfermedad?
- ¿Cuáles son las probabilidades de curación?
- ¿Cuánto tiempo va a durar el tratamiento?
- ¿Cuáles son los riesgos del tratamiento?
- ¿Cuáles son los efectos secundarios?

Cuando el paciente está bien informado sobre su enfermedad y los tratamientos que debe seguir, su curación es más fácil y su estado emocional mejora ostensiblemente.

El papel de la familia y los amigos es extremadamente importante porque darán fuerza al enfermo para combatir al cáncer y curarse. El entorno debe estar siempre presente y dispuesto para lo que el enfermo necesite en cada momento.

Capítulo IV

Las afecciones tiroideas en las diferentes etapas de la vida

1. La mujer y la tiroides

a) Afecciones tiroideas y planificación del embarazo

- **Hipertiroidismo**

Cuando una mujer joven quiere ser madre pero sufre hipertiroidismo se deberán tomar ciertas precauciones. Antes de tratar a una paciente de esas características habrá que asegurarse de que aún no está embarazada, ya que algunas pruebas y ciertos fármacos pueden ser perjudiciales para el feto. No se puede someter a las escintigrafías y a los tratamientos con yodo radiactivo. Si la mujer no está embarazada, sí se la podrá tratar con yodo. Es indispensable, durante todo el tratamiento, utilizar un método anticonceptivo para evitar un embarazo. En algunos países europeos, el tratamiento que se aplica a una mujer joven con hipertiroidismo es a base de antitiroideos, aunque en otros, como en Estados Unidos, prefieran el yodo radiactivo para asegurarse de la completa curación. Generalmente se aconseja a las mujeres esperar unos seis meses antes de quedarse embarazadas tras un tratamiento de este tipo.

- **Hipotiroidismo**

En caso de hipotiroidismo, el tratamiento es muy simple: terapia hormonal tiroidea sustitutiva unos cuantos meses antes de quedarse embarazada, para asegurarse de haber eliminado todo riesgo de hipotiroidismo para la madre y para el feto durante la gestación. La sustitución se aumentará ligeramente durante el embarazo para cubrir perfectamente las necesidades del feto durante el primer trimestre.

b) Afecciones tiroideas y embarazo

Durante el embarazo, la función de la glándula tiroides es normal y el hipertiroidismo sólo aparece en una mujer de cada mil. Puede aparecer, sin embargo, el aumento de tamaño de la tiroides, lo que revelará la existencia de una patología que debe estudiarse concienzudamente.

No obstante, si las afecciones tiroideas raramente aparecen durante el embarazo (ya que el sistema inmunitario, con el fin de proteger al feto, está menos activo), sí pueden hacerlo cuando acaba la gestación en mujeres sin antecedentes. Se habla entonces de *tiroiditis posparto*. Dichas afecciones aparecen, por lo general, después del parto y desaparecen solas en pocas semanas. Pero en las mujeres con antecedentes de enfermedad de Basedow, el riesgo de recaída es notable tras la gestación.

En los casos en que, a pesar de todo, aparezca una afección tiroidea durante el embarazo, el tratamiento será diferente del habitual y la medicación específica se adaptará a la paciente.

Durante la gestación, la función de la tiroides es habitualmente normal. Pero algunas mujeres pueden experimentar problemas como la aceleración del ritmo cardíaco, palpitaciones o transpiración excesiva; esos trastornos pueden indicar hipertiroidismo. Cuando realmente es así y se revela una patología tiroidea, debemos saber que sólo una mujer embarazada de cada mil está expuesta a esa enfermedad.

En la mujer embarazada, las afecciones tiroideas suelen ser de naturaleza autoinmune. Entendemos con esto que los anticuerpos atacan a las células tiroideas. El organismo puede producir anticuerpos que estimulen el tejido tiroideo y de ahí procede el hipertiroidismo. No obstante, también hay anticuerpos que reducen la función tiroidea, y ahí aparece un hipotiroidismo.

- **Hipertiroidismo**

Cuando aparece hipertiroidismo en un embarazo, suele deberse a la enfermedad de Basedow. Esta patología representa, al mismo tiempo, tanto a nivel de diagnóstico como de tratamiento, un verdadero reto para el equipo médico, en razón de las consideraciones particulares que deberán tenerse en cuenta con respecto a la madre y al feto. Si la afección no se ha tratado desde el principio de la gestación, aumenta mucho el riesgo de que el feto nazca muerto, algo que se incrementa conforme van transcurriendo las semanas, sobre todo si la enfermedad se diagnostica muy tarde.

Los signos que deben alertarnos son:

- tiroides tumefacta;
- ojos saltones;
- síntomas de hipertiroidismo;
- alto nivel de hormonas tiroideas.

Los tratamientos son los siguientes:

Cuando una paciente presenta hipertiroidismo durante el embarazo, el tratamiento que se le prescribirá será distinto del que recibiría en otro momento de su vida. Hay que respetar ciertas reglas y evitar ciertas pruebas y fármacos que podrían dañar al feto.

Deben evitarse las escintigrafías a causa de la radiactividad que el feto podría recibir. Si desgraciadamente tuviera lugar esta prueba, tampoco hay que alarmarse: la radiactividad que afecta al bebé no es excesivamente superior a la que se encontrará en el ambiente cuando nazca.

Jamás se prescribirá un tratamiento con yodo radiactivo. Los efectos de las radiaciones en el desarrollo del feto al inicio de la gestación podrían ser muy peligrosos para él. Cuando las radiaciones se aproximan a los niveles que serían muy peligrosos para el feto, algunas pacientes prefieren someterse a un aborto terapéutico para evitar las malformaciones que se derivarían de la radiactividad en el feto. Pero no hay que generalizar ni dramatizar, puesto que muchos bebés nacen sin secuela alguna tras esta experiencia durante su gestación. Cuando el yodo radiactivo se aplica en una mujer en avanzado estado de gestación, el tratamiento puede acabar completamente con la tiroides del feto. En este caso, el tratamiento adecuado para el bebé al poco tiempo de nacer asegurará su desarrollo y crecimiento normal.

Los fármacos empleados en caso de hipertiroidismo durante el embarazo son:

- El Propylthio-uracile. Este medicamento no traspasa la placenta y no supone ningún riesgo para el feto. El objetivo, durante un embarazo, es dominar el hipertiroidismo y mantener los niveles hormonales dentro de la normalidad o lo más próximos a ella.
- El Carbimazole (Neemercazole®), menos utilizado que el anterior porque presenta el inconveniente de traspasar la placenta. Cuando se emplea de manera muy controlada, este fármaco no presenta riesgos para el feto y son muy pocos los casos de complicaciones.
- Los medicamentos se usarán en las mínimas dosis posibles. En caso de intolerancia a uno de estos fármacos, y cuando el hipertiroidismo es muy severo, se puede recurrir a la cirugía, siempre que el embarazo esté ya avanzado.

El hipertiroidismo tiene tendencia a atenuarse con el paso de las semanas y conforme se acerca el momento del parto. El tratamiento puede entonces reducirse e incluso suspenderse. En caso contrario, debe supervisarse atentamente todo el tratamiento para evitar una crisis tirotóxica aguda durante el parto.

- **Hipotiroidismo**

Menos peligroso que el hipertiroidismo, en la mujer embarazada debe tratarse también con cuidado. Cuando se tienen indicios de que una mujer embarazada padece hipotiroidismo, se empieza haciendo un análisis de sangre para comprobar la TSH con el fin de confirmar la enfermedad. Si la TSH aumenta, se padece hipotiroidismo. El tratamiento aplicado será la Tiroxina, que no presenta peligro alguno para el feto. En caso de necesidad, la posología podrá aumentarse sin que ello entrañe riesgo alguno para la madre ni para el feto. De hecho, al principio de la gestación, las dosis se aumentan para asegurarle al feto las cantidades necesarias en el primer trimestre.

- **El bocio**

El bocio sin anomalías en el funcionamiento de la tiroides puede aumentar moderadamente el tamaño de la glándula durante el embarazo pero no requiere ningún tratamiento.

- **Los nódulos**

Un nódulo tiroideo es una hinchazón localizada de la tiroides que suele pasar inadvertida y que se descubre durante una revisión médica por otros motivos. Si bien la mayoría de los nódulos son benignos, no hay que dejar de tener en cuenta que algunos pueden derivar en cáncer y que requieren unas pruebas más profundas. La escintigrafía está contraindicada durante la gestación. Se hará entonces una citopunción para determinar la naturaleza benigna o no del nódulo y el tratamiento que se le aplicará. En caso de cáncer, se impone la cirugía, siempre a partir de la mitad del embarazo.

c) Afecciones tiroideas posparto

Tras el parto, pueden reaparecer algunas patologías, como la enfermedad de Basedow, mientras que otras pueden surgir espontáneamente, como la tiroiditis del posparto. Si bien es cierto que muchas mujeres experimentan problemas emocionales después de haber dado a luz, no significa que éstos sean consecuencia de una dolencia tiroidea. Sin embargo, si los síntomas persisten, habrá que efectuar las pruebas pertinentes para verificar los niveles de TSH en sangre.

- **La enfermedad de Basedow**

Tras el parto, la enfermedad de Basedow puede reaparecer e incluso empeorar. Si la mujer no amamanta al hijo se aplicará un tratamiento a base de yodo radiactivo. El yodo que se administra a la madre puede transmitirse al bebé a través de la leche, por eso a la mujer que amamanta se le administra preferentemente Propylthio-uracile, un fármaco que tiene la propiedad de no llegar a la leche de la madre, si no es en ínfimas cantidades inapreciables. El Methimazole es, también, una opción interesante, aunque llega un poco más a la leche materna. Sea cual sea el tratamiento escogido, es indispensable controlar la función tiroidea del bebé.

- **La tiroiditis posparto**

Esta afección afecta a cerca del 8 % de las mujeres. Esta enfermedad, descubierta recientemente, presenta un amplio abanico de anomalías, que van del hipotiroidismo al hipertiroidismo. En la fase inicial del hipertiroidismo, la producción de anticuerpos daña el tejido tiroideo y libera demasiadas hormonas en sangre. Durante la fase de reparación, los niveles hormonales descienden, lo que provoca una insuficiencia tiroidea (hipotiroidismo) temporal. La fase de hipertiroidismo dura entre uno y tres meses, y la de hipotiroidismo implica entre el tercer y el noveno mes después del parto. Esta enfermedad aparece en sujetos que presentan anticuerpos tiroideos en sangre y que no captan tiroxina. El tratamiento seguido generalmente es sintomático en la fase hipertiroidea. Por lo general, la fase hipotiroidea se solventa sola y no requiere tratamiento alguno. No obstante, si los síntomas persisten (ocurre en una de cada cinco mujeres que acaban de dar a luz) puede prescribirse un tratamiento hormonal.

d) Enfermedades tiroideas y fecundidad

En algunas ocasiones, las enfermedades tiroideas pueden acarrear esterilidad en algunas mujeres. Esta infertilidad no es irreversible y muchas mujeres consiguen recuperar la fertilidad una vez superada la enfermedad. Esto ocurre en pacientes que han desarrollado la enfermedad de Basedow o una tiroiditis crónica de Hashimoto.

La falta de hormonas tiroideas no es en absoluto beneficiosa para el embarazo y menos en caso de hipotiroidismos severos. La hipófisis secreta cantidades anormalmente elevadas de prolactina. Dicho aumento interrumpe el ciclo menstrual y causa, por tanto, esterilidad temporal.

Algo parecido ocurre con el hipertiroidismo, motivo por el que muchas mujeres descubren que tienen esta enfermedad cuando van a consultar su incapacidad para concebir. Por ello, cuando una mujer no se queda embarazada, una de las primeras cosas que hay que hacer es comprobar el funcionamiento de la tiroides.

Una vez solucionadas estas dolencias, se recupera la fertilidad. Es muy raro que una tiroiditis de Hashimoto se asocie a un ataque autoinmune en los ovarios, con una menopausia precoz. En ese caso, la esterilidad sí es definitiva.

e) Afecciones tiroideas y lactancia

Como ocurre con la mujer embarazada, hay que ser extremadamente prudentes en cuanto a la medicación que debe prescribirse a una mujer con problemas tiroideos en período de lactancia. Algunas sustancias como los isótopos radiactivos están prohibidas porque aparecen en la leche materna. La Tiroxina y los antitiroideos de síntesis, en bajas dosis, pueden llegar a prescribirse con mucha moderación, porque también pasan a la leche.

f) Afecciones tiroideas y menstruación

Las alteraciones en los índices de hormonas tiroideas, los efectos de dichas hormonas y la función ovárica tienen múltiples efectos sobre el sistema reproductor femenino.

En caso de hipertiroidismo o de hipotiroidismo, los ciclos menstruales pueden hacer que las reglas se espacien.

En todas las niñas que padecen hipotiroidismo o hipertiroidismo, la primera menstruación se retrasa.

2. El feto y la tiroides

En el feto, la glándula tiroides empieza a funcionar desde la décima semana de gestación. El yodo que contiene la alimentación de la madre es captado por la tiroides del feto para sintetizar sus propias hormonas tiroideas. Antes de que eso ocurra, son las hormonas de la madre las que traspasan la placenta y ayudan al bebé en el desarrollo de su sistema nervioso.

a) Hipotiroidismo en el feto

Si tiene carencia de yodo, el feto desarrollará hipotiroidismo o, lo que es más grave, cretinismo. En caso de enfermedad tiroidea de la madre, algunos fármacos son peligrosos para el feto porque traspasan la placenta. Esos medicamentos responsables del hipotiroidismo fetal son el yodo radiactivo y los medicamentos antitiroideos. Todos ellos deben evitarse durante el embarazo porque pueden generar bocio fetal y obstrucción respiratoria. En caso de duda, una ecografía del feto permitirá comprobar el tamaño de su tiroides.

b) Hipertiroidismo en el feto

El hipertiroidismo fetal se hace patente con un ritmo cardíaco superior a lo normal, así como por la anormal presencia de anticuerpos contra el receptor de la TSH en la sangre de la madre. Esta enfermedad se desarrolla cuando la madre sufre hipertiroidismo a causa de la enfermedad de Basedow. También puede aparecer cuando la madre ha sufrido una ablación tiroidea en el pasado y, aunque ya no tenga tejido tiroideo, conserva anticuerpos antirreceptores de TSH. Las consecuencias del hipertiroidismo en el feto, si no se trata, serán el escaso peso al nacer, la insuficiencia cardíaca, el cráneo pequeño, problemas respiratorios y sufrimiento fetal durante el parto. Para curar este hipertiroidismo se necesita un tratamiento adaptado y continuo, administrado a la madre, así como un control y quizás un tratamiento del bebé después de nacer.

3. El niño y la tiroides

Como en los adultos, las afecciones tiroideas aparecen también en los niños. Aunque por lo general los tratamientos son idénticos, hay algunas variantes que deben tenerse en cuenta.

Cuando se detecta una alteración tiroidea en un niño, primero hay que explicarle dónde está la glándula, cómo funciona y cómo la vamos a curar.

Las primeras pruebas son análisis de sangre para medir las tasas de TSH y de T4.

Los nódulos del niño son raros y se exploran como en el adulto, aunque con un riesgo más importante de padecer cáncer.

a) El hipotiroidismo en el recién nacido

El hipotiroidismo congénito es un problema que afecta a uno de cada cuatro mil recién nacidos. Esta enfermedad comporta problemas tales como el retraso en el crecimiento y alguna deficiencia mental (las hormonas tiroideas son indispensables para el crecimiento y el desarrollo del cerebro). Cuando los bebés tienen entre dos y cinco días de vida, se les hace un análisis para comprobar los índices de TSH y de T4, en caso de que el hipertiroidismo sea permanente. Pero sólo en raros casos la tiroides es temporalmente incapaz de secretar hormonas. Eso ocurre cuando los anticuerpos presentes en la sangre de la madre traspasan la placenta y bloquean de forma temporal el funcionamiento de la tiroides del bebé, así como en casos de carencia de yodo o de sobrecarga del mismo.

- **¿Cuáles son las causas del hipotiroidismo en los recién nacidos?**

Las causas del hipotiroidismo en bebés son diversas. En el 75 % de los casos se trata de una malformación de la tiroides. Durante la vida uterina, la glándula debe migrar de la base de la lengua a su lugar definitivo en la garganta. En ocasiones no encuentra su sitio y, por tanto, no consigue desarrollarse de manera correcta.

Cuando no se encuentra la glándula hablamos de *atirosis,* y cuando no ha migrado correctamente y se ha colocado entre la base del cuello y la lengua, hablamos de *ectopía.* En otras ocasiones, la glándula está bien ubicada pero no secreta hormonas de manera adecuada. En ese caso se habla de un problema de *hormosíntesis tiroidea.* Hay otra patología mucho más rara: es la consecuencia de una anomalía de la hipófisis en la que se secreta TSH en cantidades insuficientes.

- **¿Afecta más a las niñas que a los niños?**

En lo que respecta a la ectopía y la atirosis, las niñas suelen resultar más afectadas que los niños. Pero cuando se trata de un problema de hormosíntesis, ambos sexos se ven afectados por igual.

- **¿Cuáles son los síntomas del hipotiroidismo en el recién nacido?**

Los síntomas del hipotiroidismo se muestran de manera discreta:

- Estreñimiento;
- falta de apetito;
- retraso en el crecimiento;
- carácter apocado;
- lloros roncos;
- piel reseca.

A esto se añade una estatura inferior en relación a un peso normal. Cuando empieza el tratamiento, se reanuda el proceso de crecimiento.

- **¿Cuál es el tratamiento del hipotiroidismo en los recién nacidos?**

El tratamiento del hipotiroidismo congénito permite al niño desarrollarse normalmente e impide la aparición de deficiencias mentales. Este tratamiento será de por vida, y consistirá en la administración de fármacos. En efecto, habrá que administrar al niño las hormonas que le faltan lo más rápidamente posible. Se trata de L-thyroxina® en forma de gotas, para los más pequeños, y de Levothyrox® en forma de comprimidos para los más mayores. La ingesta de fármacos deberá adaptarse a la edad y al peso de cada niño. El seguimiento médico debe ser regular con controles sanguíneos de la TSH y de la tiroxina. Este tratamiento es diario y de por vida.

- **¿Puede desaparecer el hipotiroidismo?**

Las ectopías, los problemas de homonosíntesis y las atirosis son afecciones definitivas que necesitan un tratamiento de por vida.

Existen, sin embargo, hipotiroidismos transitorios. Es el caso de la madre que transmite al feto sustancias nocivas (productos yodados), si la madre sufre hipertiroidismo y toma medicamentos que llegan al feto, etcétera. Tras el nacimiento del bebé, su glándula tiroides volverá a funcionar de manera normal.

b) El hipertiroidismo

En el recién nacido pueden aparecer anticuerpos transmitidos por su madre si sufría enfermedad de Basedow; la evolución es favorable siempre y cuando se eliminen los anticuerpos. Por otra parte, el hipertiroidismo es una enfermedad más propia de la adolescencia que de la primera infancia y suele ser casi siempre enfermedad de Basedow. Si ésta no se trata, aparecerán otros problemas. Por ello, hay que realizar controles exhaustivos y consultar al médico inmediatamente cuando un niño presenta los síntomas de esta enfermedad.

Los síntomas son los mismos que en el adulto:

- Pérdida de peso.
- Irritabilidad.
- Palpitaciones.
- Sofocos.
- Temblores.
- Fatiga muscular.
- Piel húmeda.
- Sudoración excesiva.
- Ojos rojos y párpados hinchados.
- Bocio según etiología.

A estos síntomas comparables a los de los adultos, se pueden añadir la menor atención, que causa problemas escolares. Es la falta de atención y concentración lo que lleva a los padres a consultar al médico.

El tratamiento del hipertiroidismo en los niños implica la administración de medicamentos antitiroideos. Como en los adultos, algunos niños necesitan que les extirpen la glándula, si los los problemas aparecen de continuo. El tratamiento con yodo radiactivo no suele usarse nunca en niños pequeños. Sí se emplea en adolescentes con un hipertiroidismo difícil de controlar.

c) El bocio congénito

Relativamente raro, el bocio congénito (aumento del volumen de la tiroides) puede ser consecuencia de una carencia de yodo, de un problema de hormonosíntesis o de los anticuerpos heredados de la madre. Según las causas, la evolución es favorable de manera espontánea o se tiene que tratar con hormonas tiroideas para que la hipófisis bloquee la producción de TSH.

d) El hipotiroidismo tardío en el niño: tiroiditis crónica de Hashimoto

Como en el adulto, esta inflamación está causada por la presencia anormal de anticuerpos sanguíneos y de linfocitos que se adhieren a las células de la tiroides. Los síntomas de la enfermedad son los del hipotiroidismo, con presencia de bocio. Esta afección es muy rara en los niños y los adolescentes. Habitualmente aparece en los adultos, pero puede surgir en gente muy joven con antecedentes familiares. Las chicas son más propensas que los chicos.

El tratamiento de la tiroiditis de Hashimoto en niños y adolescentes es el mismo que en los adultos. El bocio puede reducir su tamaño o desaparecer a largo plazo. El tratamiento es de por vida en casos de hipotiroidismo, con supervisión clínica anual.

4. Las personas mayores y la tiroides

Con los años, aumenta el riesgo de que se produzcan alteraciones en la función de la tiroides. Estudios efectuados sobre sujetos de más de sesenta y cinco años muestran un aumento de enfermedades tiroideas, desgraciadamente mal diagnosticadas, dado que el 4 % de las personas mayores sufren hipotiroidismo y el 2 % hipertiroidismo, sin saberlo. Las afecciones de tiroides pasan desapercibidas porque se ocultan tras síntomas atribuidos a la avanzada edad, como la ralentización de las funciones intelectuales, el cansancio, el aumento de peso, la hipertensión arterial, el estreñimiento, la arterioesclerosis, el aumento del colesterol, sudoración abundante, debilidad muscular, ritmo cardíaco irregular, nerviosismo, etcétera. Estos síntomas, a menudo presentes en la gente mayor, no siempre están relacionados con problemas de tiroides. Mediante los análisis hay que ser muy prudentes y tener en cuenta que los niveles de hormonas tiroideas descienden con la edad, que el aporte de calorías puede no ser adecuado (mucha gente mayor come poco) o que una enfermedad aguda o crónica esté a punto de desencadenarse. Estas diversas anomalías falsean los resultados porque reducen o aumentan los niveles de hormonas tiroideas, pero la cantidad de TSH seguirá siendo el marcador más fiable. Una vez confirmado el diagnóstico, se empieza con el tratamiento. Mucho más frecuentes en mujeres que en hombres, los problemas tiroideos, el bocio y los nódulos son más difíciles de detectar en función de un cambio de postura consecuencia de la edad: cabeza inclinada hacia adelante y cuello hundido que impide palpaciones correctas o imposibles.

a) El hipertiroidismo en las personas mayores

En las personas mayores, la primera causa de hipertiroidismo es, como en el resto de la población, la secreción exagerada de hormonas tiroideas a causa de la estimulación de la glándula por parte de anticuerpos (en la enfermedad de Basedow) o por la presencia de un nódulo tóxico o de un bocio nodular tóxico o de un exceso de yodo. Hay que tratar los síntomas y el problema con sedantes y metabloqueantes y discutir el tratamiento.

- **Síntomas del hipertiroidismo en las personas mayores**

Son los mismos que en un adulto joven, pero más acusados:

- pérdida de peso;
- temblores;
- debilidad muscular;
- aceleración del ritmo cardíaco y problemas derivados de ésta;
- alteración de las funciones superiores.

Cuando se sospecha de hipertiroidismo, hay que proceder a valorar los niveles de TSH y, en caso de anomalías, los de T3L y la T4L. Si el diagnostico se confirma (pruebas, análisis de sangre), se aplicará un tratamiento adaptado inmediatamente.

- **Tratamiento del hipertiroidismo en las personas mayores**

Los principios del tratamiento son los mismos que para las personas jóvenes, empezando por antitiroideos de síntesis y, después, si es necesario, yodo radiactivo, especialmente cuando la cirugía esté contraindicada.

b) El hipotiroidismo en las personas mayores

- **Síntomas del hipotiroidismo en las personas mayores**

En la persona mayor, la causa más frecuente de hipotiroidismo es la tiroiditis crónica de Hashimoto o el aumento de tamaño de la glándula.

Cuando una persona mayor presenta problemas de hipotiroidismo, hay que asegurar el diagnóstico midiendo los índices de TSH y, en caso de anomalía, los de la T4L plasmática. En caso de hipotiroidismo primario, el valor de la T4L es inferior al normal y el de TSH es superior.

- **Tratamiento del hipotiroidismo en las personas mayores**

El principio del tratamiento del hipotiroidismo en las personas mayores es el mismo que en el adulto joven, pero debe adaptarse a los resultados de sus analíticas.

- Si los valores de T3 y T4 son normales y los niveles de TSH son ligeramente superiores a los normales, no se requiere tratamiento a menos que la persona presente un bocio molesto. La TSH se controla de manera regular.
- En los demás casos, se debe iniciar un tratamiento para compensar la falta de hormonas. Generalmente se prescribe L-Thyroxina, cuyas dosis iniciales serán de 12,5 y 25 microgramos/día. Luego, la dosis se irá aumentando hasta 50-70 microgramos/día. Habrá que controlar si estas personas presentan

otras dolencias. El tratamiento deberá adaptarse progresivamente para que la TSH se sitúe en valores normales, quizás de manera que los índices resulten ligeramente altos en los casos de problemas cardíacos para evitar complicaciones.

c) Los bocios multinodulares

Son frecuentes en personas mayores, y tienen tendencia a calcificarse y a comprimir las vías respiratorias. Normalmente son benignos, aunque se aconseja siempre una citopunción para descartar complicaciones en los nódulos mayores.

Capítulo V

La tiroides y el tabaco

Por lo general, la tiroides y el tabaco no hacen buenas migas y hay estudios que han demostrado que las enfermedades tiroideas son más frecuentes en los fumadores y sus hijos que en los no fumadores.

El bocio y la enfermedad de Basedow aparecen con más frecuencia en los fumadores, que son también los que más presentan una exoftalmia, que es una de las complicaciones de la enfermedad.

El consumo de tabaco conlleva un aumento de la concentración de la proteína que transporta la tiroxina (hormona T4) en la sangre. Como la hormona sólo está activa bajo su forma libre, el tabaco puede hacer que la tiroides secrete más hormonas para obtener la misma cantidad de hormonas libres.

Asimismo, se pueden encontrar trastornos tiroideos en los recién nacidos y los bebés cuyos padres son fumadores. Ciertos estudios han demostrado que los recién nacidos, cuyos progenitores eran fumadores (uno o ambos) tenían menos tiroglobulina (proteína esencial para la síntesis de las hormonas de la tiroides) que los bebés cuyos padres no fumaban.

En cambio, los cánceres de tiroides serían más escasos en los fumadores que en los no fumadores. Esto quizás se deba a la reducción de la TSH, cuyo papel es estimular la glándula o los estrógenos, cuyos efectos parece que el tabaquismo inhibe.

Capítulo VI

Relación entre las afecciones tiroideas y el psiquismo

Hay estudios que han demostrado que el estrés, en ciertas personas genéticamente predispuestas, implica un desequilibrio hormonal. Las hormonas que se secretan con estrés modifican nuestro sistema inmunitario, que pierde entonces su autoprotección.

Sin embargo, la enfermedad se desencadenará asociada a otros factores. Los factores de estrés más susceptibles de acelerar la aparición de un desajuste son:

- la pérdida de un cónyuge;
- un despido;
- conflictos familiares;
- problemas profesionales;
- dificultades económicas.

El estrés es un elemento que altera el equilibrio endocrino. Cuando existe una mala regulación del sistema inmunitario, se desarrollan las enfermedades autoinmunes. Cada individuo desarrolla un estrés diferente en función de lo que ha vivido y de su personalidad.

Si bien en el caso de las personas que sufren desórdenes hormonales no hace falta demostrar la influencia de ciertos factores de estrés, hay que reconocer que a veces son la consecuencia y no la causa de la enfermedad. A menudo, los sujetos se estresan una vez que se ha desencadenado la patología.

La ansiedad y el miedo a vivir con una enfermedad tiroidea son la consecuencia y no la causa del estrés. En caso de duda, los niveles de TSH permiten comprobar fácilmente si las alteraciones tienen relación o no con una enfermedad tiroidea.

1. El papel de las hormonas en el psiquismo

Las hormonas ejercen un papel primordial en el buen funcionamiento del organismo. Embajadoras del sistema de regulación, tienen influencia en el crecimiento, la presión arterial, los índices de glucemia, el equilibrio de los fluidos, la reproducción, etcétera, pero también en el psiquismo. Y cuando la regulación de las hormonas tiroideas está alterada, el enfermo es más frágil psicológicamente.

2. La influencia del hipertiroidismo en el organismo

En caso de hipertiroidismo, los enfermos alternan el agotamiento y la excitación, desean la calma pero no pueden estar inactivos. Como permanecen activos, a veces tienen dificultades para concentrarse. En el plano emocional, son extremadamente frágiles e hipersensibles. Con el sueño alterado, por la noche, pueden manifestar angustia. Estos enfermos son nerviosos, impacientes e irascibles, presentan una sensibilidad exacerbada al ruido e incluso pueden tener alguna vez alucinaciones. A nivel de tránsito intestinal, alternan el estreñimiento y la diarrea. Todos estos signos descritos no son exclusivos de los enfermos de hipertiroidismo, son los mismos que sufren las personas con ansiedad y depresivas. El exceso de hormonas tiroideas perjudica al mismo tiempo el organismo y la psique. De todas maneras no hay que alarmarse, ya que si se regulan bien a nivel tiroideo, los síntomas se normalizan, desaparecen.

- **Los principales trastornos psicológicos presentes en un caso de hipertiroidismo son:**

- la ansiedad;
- la tensión;
- la irritabilidad nerviosa;
- la depresión;
- la impaciencia;
- una mayor sensibilidad al ruido;
- los trastornos del sueño.

3. La influencia del hipotiroidismo en el organismo

En caso de hipotiroidismo, el enfermo está cansado, le falta ánimo, la memoria le falla. No siente interés por nada, su proceso mental está ralentizado y sus capacidades intelectuales disminuyen. Estos trastornos son los que pueden también experimentar ciertos depresivos. Hace falta entonces curarlos rápidamente para que todo esté en orden.

- **Los principales trastornos psicológicos presentes en un caso de hipotiroidismo son:**

- las ideas lentas, confusas;
- la falta de interés;
- el deterioro intelectual;
- el proceso mental ralentizado.

4. El efecto de las enfermedades tiroideas sobre el psiquismo

Para unos pocos enfermos de tiroides, los síntomas con que se encuentran provocan tales trastornos que transforman su existencia hasta el punto de hacerles vivir una auténtica pesadilla, que también vive la familia, que se encuentra confundida y que no sabe cómo hacer frente a ese comportamiento. En estas situaciones excepcionales, cuando los síntomas de la enfermedad llegan a ser demasiado discapacitantes y existe el riesgo de que pongan en peligro la salud del enfermo, es indispensable ingresarlo en un hospital psiquiátrico.

Bajo un tratamiento tiroideo, el enfermo recibe dosis de hormonas que modificarán su comportamiento. Sus percepciones son exacerbadas, sus facultades están alteradas y su estado psicológico ha cambiado. El enfermo tiene una percepción de él mismo completamente diferente de la que tenía antes. Duda de su curación, de un posible mayor bienestar, se siente débil y se hace muchas preguntas sobre una eventual remisión de la enfermedad. Tocado en su psiquismo, cree que este último es la causa de su enfermedad. Por esta razón es muy importante diferenciar causas y síntomas. Hay que tener en mente que el alma está enferma porque se ha desencadenado la patología. No es el alma quien ha provocado la enfermedad, sino que es ésta la que ha perturbado al alma.

Para algunos enfermos creer que el origen de los trastornos tiroideos es psíquico les puede ayudar a curarse. Se sienten más fuertes, ya no creen más en un golpe de suerte y se dicen que pueden permanecer activos. De esta manera pasan, en poco tiempo, del papel de pasivo al activo. Responsabilizarse de la enfermedad refuerza la confianza y la autoestima. Uno ya no se deja dominar por la fatalidad, es el amo del juego. Esta manera de abordar la patología puede ser extremadamente buena para el enfermo, que ya no se entrega por completo a su médico sino que ahora es parte interesada. Estudia, se informa y se convierte en actor de su propia patología. Sus posibilidades de curación ahora serán mayores.

- **El hipotiroidismo**

En el caso del hipotiroidismo a veces el cabello cae o escasea. Se vuelven frágiles y pierden su belleza. Cuando esto tiene lugar, el enfermo se siente tocado en lo más profundo. Las mujeres se muestran, por lo general, más afectadas psicológicamente que los hombres cuando aparece este problema. Aunque después del tratamiento el cabello vuelve a crecer, si las enfermas viven mal este período de alopecia, no deben dudar en acudir a un psicoterapeuta.

- **La enfermedad de Basedow**

Esta enfermedad autoinmune en que los anticuerpos estimulan de manera anormal y excesivamente la glándula tiroides no es una enfermedad psicosomática aunque algunos factores psicológicos puedan ejercer cierta influencia en su desencadenamiento. Las consecuencias de esta enfermedad (ojos fuera de las órbitas, párpado superior retraído, mirada fija) pueden llevar al enfermo a empezar una psicoterapia y hacer, aprovechando la ocasión, un balance de su vida. El enfermo deberá aprender a vivir con su enfermedad, a aceptarse y a no temer las miradas de ciertas personas. En una época en que el aspecto físico juega un papel primordial, sentirse diferente a los otros puede ser extremadamente doloroso y difícil de soportar. Hace falta tiempo y paciencia para aceptarse sabiéndose diferente de los demás. Para curarse, el enfermo necesita el apoyo de su familia y de sus amigos. Y puede que la enfermedad se viva como una experiencia positiva, una prueba que debe superarse y tras la cual uno será más fuerte.

5. El efecto de una cicatriz tras una intervención de tiroides y la mente

Después de una intervención quirúrgica de la tiroides persiste una cicatriz al nivel de la base del cuello.

A algunas personas les puede molestar esta marca a veces inflamada y la disimulan bajo cuellos altos y fulares. Hace falta tiempo para que la mente acepte esta marca y la considere una parte de su historia. En este caso, tampoco hay que dudar en solicitar la ayuda de un profesional, que sabrá hacer que el enfermo sepa aceptarse y aceptar esa cicatriz.

6. Los antidepresivos y las enfermedades tiroideas

Los antidepresivos, en caso de enfermedades tiroideas, pueden, en ciertos casos, ser muy útiles.

Ayudan a los enfermos a soportar mejor su enfermedad y los trastornos que ocasiona. Los pacientes, que están nerviosos y dudan de ellos mismos, encuentran en este tipo de fármacos un apoyo, una muleta que les aportará todo el bienestar al que tienen derecho. De todas maneras hay que estar atentos, pues ciertos medicamentos psicotrópicos pueden complicar la regulación de las hormonas. Es el caso del litio, fármaco utilizado en el tratamiento de enfermedades maniacodepresivas que puede, en algunos casos, provocar hipotiroidismo. De aquí la importancia de controlar regularmente la función tiroidea si se sigue un tratamiento con litio durante un largo período de tiempo. El enfermo no debe dudar en hablar con su médico de lo que desee y solicitar la ayuda de los antidepresivos.

En conclusión: un trastorno tiroideo puede ir acompañado de trastornos psicológicos que se parecen a síntomas psiquiátricos. Es, pues, importante tener un diagnóstico desde la aparición de los primeros síntomas para poder tratar mejor estas enfermedades que afectan al cuerpo y al alma.

Capítulo VII

Las relaciones de los enfermos tiroideos y su entorno

1. El papel del entorno

Para la familia, vivir con una persona afectada por una enfermedad tiroidea no es nada fácil. A veces irascible, nervioso o angustiado, es difícil convivir con este enfermo. Concentrado en su patología, no tiene otros intereses. Para el entorno, en este caso, es complicado comprender al enfermo, no sabe cómo reaccionar delante de él y se encuentra sin ningún recurso. Su papel es muy importante y al mismo tiempo debe comprender, escuchar, aconsejar, estar presente sin ser agobiante. Si el enfermo se lamenta de su mala suerte y se compadece, no sirve de nada en ese momento acusarle de no querer superar la enfermedad, de falta de voluntad o de coraje. Su voluntad está minada, sólo siente desesperanza y tristeza y sólo los fármacos le pueden ayudar, en un primer momento, a luchar contra su angustia.

Como en toda enfermedad, las personas que sufren trastornos de la tiroides necesitan a su entorno y la comprensión de su familia, que deberá superar obstáculos virtuales sabiendo que el enfermo mostrará, quizás, algunas reticencias hacia el tratamiento, que le parecerá demasiado pesado de soportar. La familia se deberá armar de coraje y de paciencia ante los cambios de humor del enfermo, su letargia, su falta de interés por ciertas cosas de la vida. Es importante, para aportarle el apoyo necesario y ayudarle a pasar por esta etapa delicada de su vida, estar informado sobre los síntomas y el tratamiento de estas patologías. Por esta razón, se aconseja encarecidamente a los familiares cercanos que acudan al médico que le trata, que acompañen al enfermo y que hagan que les explique los mecanismos de la enfermedad, pues es la persona más adecuada para describir de manera objetiva la patología, los síntomas y para explicar que con un tratamiento adaptado y un apoyo a largo plazo, el enfermo puede vencer su enfermedad.

Una vez bien informada, la familia deberá apoyar al enfermo y proporcionarle cuidados y cariño, indispensables para restituirle un mínimo de sosiego y de bienestar.

Es indispensable dejar hablar al enfermo sobre cómo vive su enfermedad, escucharlo con tranquilidad, sin interrumpirlo o importunarlo. Explicar su dolor le calma y le ayuda en su camino hacia la curación. Es importante tranquilizarlo y mostrarle nuestro apoyo. Hay que intentar no enfadarse nunca aunque su comportamiento a veces exaspere, y nunca se debe pretender presionarlo creyendo que le irá bien. El enfermo no es responsable de su estado; si a veces no tiene voluntad, no hay que tenérselo en cuenta. Quizás no le apetezca nada, incluso puede estar con la mirada perdida esperando no se sabe qué. Hay que dejarlo. Se debe intentar, si se tiene tiempo, acompañarlo a actividades que le harán olvidar, por unas horas, su enfermedad. No hay que pretender quemar etapas pensando que es lo mejor, ni tampoco hay que obligarle a reaccionar. No hay que manifestar una alegría forzada, ya que se daría cuenta y se enfadaría. Pero tampoco hay que compadecerse de su suerte, ni lamentarse de su estado.

Se debe controlar que el enfermo siga su tratamiento con regularidad.

Hay que hacer proyectos de futuro y hablarle de los proyectos que ya se han hecho y que sería grato ver realizados. Si al mismo tiempo sigue una psicoterapia, no se le debe pedir que explique lo que ocurre en la consulta del terapeuta. Un análisis es algo muy personal que hace descender al ser a lo más profundo de él mismo y que el paciente debe guardar para sí.

Si toma antidepresivos desde hace algunos días y no se ve ninguna mejora, se debe tener paciencia. Los fármacos hacen su efecto aunque los resultados se hagan esperar un poco. Hacen falta unas cuantas semanas desde la primera toma de medicamentos para ver aparecer los primeros cambios. Nunca hay que perder la esperanza, sino luchar juntos.

2. La reacción de los niños en una familia con problemas de tiroides

Como en cualquier otra enfermedad, a menudo se tiene la impresión de que el niño vive esta situación «de lejos», que parece poco sensible a lo que ocurre, o que es indiferente. Si pregunta qué es lo que pasa y se le contesta que su padre o su madre está enfermo/a, se conforma con esta respuesta, y de vez en cuando pregunta por su estado de salud sin que parezca que le afecte. Pero, sin mostrarlo, el niño puede vivir esta situación interiormente y presentar algunos trastornos de comportamiento.

En el caso de los adolescentes en la misma situación, afrontan la enfermedad de su padre o de su madre y pronto se hacen cargo de las responsabilidades de un padre o una madre débiles. Demuestran una abnegación sin límites y llevan a cabo su vida de adolescente y de apoyo a la familia.

Capítulo VIII

La dieta de los enfermos de tiroides

Las personas que sufren trastornos de la tiroides como el hipotiroidismo o el hipertiroidismo pueden, habitualmente, seguir una dieta completamente normal.

En el mundo, setecientos cuarenta millones de personas sufren una carencia de yodo. Este elemento es indispensable, y gracias a él se pueden secretar las hormonas tiroideas y, por tanto, hay que adaptar las necesidades en función de las diferentes etapas de la vida, pues es evidente que los requisitos cambian en función de la edad y de la actividad física del paciente. Las necesidades son más importantes en el caso de las mujeres embarazadas o en período de lactancia, en el caso de deportistas o fumadores. Algunos alimentos que contienen yodo favorecen el funcionamiento tiroideo. Son principalmente los crustáceos, el pescado, los moluscos y las algas, en las cuales, en nuestro país, no se piensa muy a menudo. Muy ricas en minerales, las algas tienen numerosas propiedades: están indicadas para el crecimiento y en caso de fatiga, y hacen disminuir los niveles de colesterol y de glucemia. En los países desarrollados, el aporte de yodo en la sal ha permitido que desaparezca la carencia de este elemento.

1. Las mujeres embarazadas o en período de lactancia

Cuando la mujer está embarazada, su necesidad de yodo es más alta que en cualquier otra etapa, porque una carencia de yodo podría comportar un retraso en el desarrollo del feto, que en sus primeros meses de vida es incapaz de secretar él mismo sus propias hormonas. Es, pues, la madre quien se las proporciona. Cuando hacia la mitad del embarazo, la tiroides del feto empieza a funcionar todavía necesita el yodo de la madre para sintetizar sus propias hormonas. Una carencia de yodo durante el desarrollo del feto puede comportar un retraso mental del bebé. Cuando da el pecho, la madre debe controlar su aporte de yodo y que no exista ninguna carencia. En nuestro país, una alimentación normal, equilibrada y diversificada, permite evitar la falta de yodo.

¿Por qué la tiroides funciona a pleno rendimiento durante el embarazo?
Este aumento se debe al hecho de que, durante este período, las hormonas como los estrógenos y la beta hCG aumentan considerablemente, lo que obliga a la tiroides a permanecer muy activa. El embarazo también favorece la eliminación de yodo a través de la orina. A la futura madre le conviene, pues, un aporte suplementario de yodo que encontrará en algunos alimentos como el pescado y los crustáceos.

2. Los deportistas

La práctica intensa de una actividad deportiva puede comportar una falta de yodo. Así pues, en caso de actividad física importante, hay que subsanar esta carencia con un aporte suplementario. La carencia podría deberse al abundante sudor que pierden los deportistas.

3. Los fumadores

El tabaco detiene la absorción del yodo contenido en los alimentos. Esto es aún más importante en el caso de las mujeres embarazadas, que deben dejar este hábito desde el principio del embarazo.

4. Las necesidades diarias de yodo

Las necesidades diarias de yodo son las siguientes:

Edad	Necesidad en microgramos/24 horas
Niño hasta seis años	90
Niño de diez a doce años	120
Adolescente	150
Mujer adulta	150
Mujer embarazada o que amamanta	200
Hombre adulto	150

Las carencias de yodo son diferentes en función de las regiones. Cerca del mar, y con una dieta rica en crustáceos y en pescado, se tienen menos posibilidades de sufrir carencia de yodo que en regiones montañosas o centrales.

Alimentos	Contenido en yodo por cien gramos (en microgramos)
Aceite de hígado de bacalao	838
Abadejo ahumado	318
Bacalao	143
Marisco	78
Ostras	57

5. La dieta de las personas con hipotiroidismo

En caso de hipotiroidismo, disminuye el metabolismo basal. Entonces, se debe limitar el consumo de materias grasas, que no deberían superar el 30 % de las calorías que se toman diariamente. Las grasas saturadas (que se encuentran principalmente en los productos de origen animal) no deberían superar el 10 % del aporte diario en materias grasas.

Los alimentos que deben evitarse son:

- la leche entera;
- la nata;
- la mantequilla;
- los embutidos;
- la piel de las aves;
- la carne grasa,
- los alimentos ricos en materias grasas.

Los alimentos aconsejados son:

- la carne magra;
- los productos lácteos desnatados;

- el pescado de mar;
- el marisco;
- las leguminosas;
- la fruta y la verdura.

6. La dieta de las personas con hipertiroidismo

A causa de un consumo excesivo de energía, las personas que sufren hipertiroidismo tienen tendencia a perder peso aunque su dieta sea correcta. Para compensar esta pérdida, el consumo de alimentos mayor de lo normal.

Los alimentos que se deben consumir son los ricos en proteínas, como:

- la carne roja;
- las aves;
- el pescado, la leche, el queso y todas las leguminosas.

Atención: algunos alimentos como la col y la coliflor, los nabos o la soja pueden impedir que el yodo penetre en el organismo. No hay que eliminarlos de nuestra alimentación, sino simplemente estar atentos y aumentar el aporte de yodo.

Por supuesto, desde el momento en que la enfermedad tiroidea está controlada, no hay que seguir ningún régimen en particular, pero como se le puede aconsejar a todo el mundo, ¡hay que mantener una buena higiene alimentaria!

Capítulo IX

Vivir sin tiroides

1. El atiroidismo congénito

Un niño de cada cuatro mil nace sin tiroides. Esta carencia, que se denomina *atiroidismo congénito*, se lleva bien si los pacientes están correctamente controlados y si su tratamiento es el adecuado. El crecimiento óseo debe comprobarse mediante radiografías de la mano y los índices de TSH tienen que controlarse de manera regular.

2. La tiroidectomía total

La tiroidectomía total consiste en la ablación total de la tiroides. Esta cirugía se propone cuando se está frente a la presencia de nódulos, cuando se teme un cáncer o cuando la tiroides es demasiado molesta o voluminosa. También se puede operar en algunos casos de hipertiroidismos reincidentes, cuando se sabe que la curación sólo se producirá cuando gran parte o toda la tiroides sea extirpada. Después de esta intervención quirúrgica, es indispensable tomar un tratamiento sustitutivo porque no se puede vivir sin hormona tiroidea. La ausencia y la insuficiencia de hormonas tiroideas comportan, entre otras cosas, una disminución del ritmo cardíaco, fatiga, aumento de peso o pérdida de la fuerza muscular. Es, pues, indispensable un tratamiento con hormonas tiroideas. La medicación diaria debe sustituir lo que la tiroides secretaba antes.

3. La tiroidectomía parcial

En algunas ocasiones, no se precisa una ablación total de la tiroides. En este caso se denomina *lobectomía* o *loboistmectomía* y se conserva una parte de la tiroides, que continuará secretando las hormonas tiroideas que el organismo necesita. En este caso, algunos meses después de la intervención, se debe realizar un control de TSH. Si es demasiado elevada, será necesario tomar un tratamiento de hormonas tiroideas de sustitución. Si los niveles de TSH son normales, también se puede proponer un tratamiento de hormonas tiroideas para evitar que la sección restante de tiroides trabaje demasiado, así como la formación de nódulos. A este tratamiento se le denomina *tratamiento inhibitorio*, pero no es obligatorio porque se duda de su necesidad.

4. En qué consiste una tiroidectomía

La tiroidectomía es una intervención quirúrgica que se realiza con anestesia general. De breve duración, se practica en una o dos horas. El cirujano hace una incisión en la piel de la base del cuello, donde se encuentra la tiroides. Después de la ablación total o parcial, la sección de tiroides extirpada se confía a un citólogo, que analizará, en unos minutos, los tejidos en el microscopio. Si diagnostica un cáncer, el cirujano realiza una tiroidectomía total y una limpieza de los ganglios. Si el citólogo no observa células cancerosas, el cirujano no acaba su trabajo y sutura la herida. Unos días después de la operación tiene lugar un examen anatomopatológico.

Capítulo X

Cuestiones prácticas relativas a la tiroides

Padezco hipotiroidismo y mi médico me recetó tiroxina. Al principio la aceptaba bien pero después de algún tiempo me encuentro nerviosa e irritable. ¿Cuál es la causa?
Si la dosis de tiroxina es adecuada para ti, los niveles de hormonas tiroideas en sangre y en los tejidos son, por tanto, normales. Los síntomas de nerviosismo e irritabilidad que describes no tienen, por tanto, nada que ver con tus problemas tiroideos.

Un miembro de mi familia acaba de tener un cáncer tiroideo papilar. Después de un examen rutinario, mi médico me ha encontrado un nódulo tiroideo en el cuello. ¿Yo también desarrollaré un cáncer? ¿El cáncer de tiroides es hereditario?
El cáncer de tiroides no es, en general, hereditario. Sólo hay una forma que sí que lo es, el carcinoma medular de la tiroides. Tienes, probablemente, un nódulo benigno. Sólo el 10 % de los nódulos de la tiroides son malignos.

Puesto que sufro problemas de la tiroides, ¿por qué no tomar, simplemente, suplementos de yodo?
Tomar suplementos de yodo sería lo peor que se podría hacer. En caso de tiroiditis de Hashimoto o de debilidad tiroidea, se correría el riesgo de acelerar la debilidad.

Mi médico me ha descubierto recientemente dos nódulos tiroideos. Las citopunciones efectuadas han dado negativo. De todas formas, me sugiere que me someta a una intervención quirúrgica. ¿Tiene razón?
Si los nódulos te molestan al respirar o si comprimen un órgano, se puede contemplar la cirugía. Si no te molestan y tu médico no ha descubierto ningún riesgo de cáncer, no es obligatorio.

¿El cáncer de tiroides es un cáncer con metástasis?
Por lo general, el cáncer de tiroides no es un cáncer con metástasis. A veces puede haber ganglios que se extirpan y que se curan muy bien. De todas maneras, pueden existir metástasis en los pulmones y en los huesos. Si éste es el caso, es indispensable la cirugía y un tratamiento con yodo radiactivo. Cuando el cáncer de tiroides es más agresivo, en los contados casos de cánceres indiferenciados y medulares, se pueden contemplar la radioterapia y la quimioterapia.

Padezco la enfermedad de Basedow, que ha sido tratada con yodo radiactivo. Actualmente tomo tiroxina, puesto que sufro hipotiroides. A causa de la enfermedad de Basedow siempre tengo los ojos muy prominentes. ¿Qué puedo hacer?
El tratamiento de las enfermedades tiroideas no cura los ojos aunque el tratamiento de la enfermedad de Basedow atenúe estas molestias. Si verdaderamente te molesta esta prominencia, pide consejo a un oftalmólogo que tenga experiencia en este tipo de enfermedad.

¿Se puede curar con homeopatía una enfermedad tiroidea?
No. No hay tratamientos homeopáticos capaces de curar una enfermedad tiroidea.

¿Los medicamentos antitiroideos son peligrosos para la salud y tienen efectos secundarios?
Los medicamentos antitiroideos no son peligrosos para la salud y sólo tienen un 2 % de efectos secundarios. Los principales efectos secundarios son:

- una alergia;
- dolor de garganta con fiebre alta que puede ser el resultado de un fuerte descenso de glóbulos blancos. En ese caso es necesario detener el tratamiento de inmediato.

Después del parto, padecí tiroiditis. ¿Cuáles serán las consecuencias de esta enfermedad en el futuro?
Te tienes que someter a un seguimiento y reducir gradualmente la dosis del tratamiento. También tendrán que realizarte análisis para comprobar también tu índice de TSH. Si después del tratamiento es normal, se trataba de una tiroiditis posparto. Si, por el contrario, los niveles aumentan, la hipotiroiditis será permanente.

Padezco la enfermedad de Hashimoto y tengo menstruaciones mucho más abundantes que antes. ¿Existe una relación entre ambas cosas?
No existe ninguna relación, consulta a tu ginecólogo.

Desde hace varios años tomo tiroxina y a menudo tengo oscilaciones de peso. ¿Debo adaptar la dosis de tiroxina en función de los kilos de más o de menos?
Las fluctuaciones de peso pueden influir en las necesidades de tiroxina. Para un adulto, la dosis normal es de 1,7 microgramos por kilo. La adaptación la debe realizar el médico en función de los índices de TSH.

Hace tres años que estoy curado de la enfermedad de Basedow. Hoy, el bocio prácticamente ha desaparecido. ¿Tengo que seguir haciéndome revisiones?
Evidentemente. Incluso si la enfermedad ha remitido, debes seguir controlándote la tiroides una vez al año para evitar una recaída de hipertiroidismo o que aparezca el hipotiroidismo.

¿Cuáles son los efectos secundarios del tratamiento de un cáncer de tiroides?
Por lo general, el cáncer de tiroides implica la ablación de la glándula, así como, si es necesario, de algunos ganglios. Esta operación deja una cicatriz situada en la base del cuello.

¿Tomar tiroxina puede aumentar el riesgo de padecer osteoporosis?
Si el medicamento se toma en una dosis correcta, no existe riesgo de padecer osteoporosis.

¿El yodo radiactivo prescrito para curar el hipertiroidismo realmente no supone un peligro para el organismo?
El yodo radiactivo para tratar el hipertiroidismo se prescribe en una dosis muy baja y, por tanto, no existe peligro para el organismo.

Actualmente tomo tiroxina y me gustaría tener un hijo. ¿Puedo continuar tomándolo durante el embarazo? ¿No existe ningún riesgo para mi futuro bebé?
La tiroxina es una hormona de síntesis idéntica a la producida por la glándula tiroides. Se puede tomar durante el embarazo sin ningún riesgo porque no traspasa la placenta y no llega al feto. El tratamiento es ligeramente superior al principio del embarazo para cubrir las necesidades del feto.

¿Cuál es la incidencia de los anticonceptivos orales sobre la tiroides?

La píldora anticonceptiva contiene estrógenos que estimulan la TBG y cuyo papel es aumentar el índice de tiroxina total en el cuerpo, pero la hormona libre activa no se modifica. La parte que penetra en las células permanece inalterable bajo los efectos de los anticonceptivos orales.

Actualmente estoy curada de un cáncer de tiroides y me gustaría, más adelante, tener un hijo. ¿Es posible?

Es del todo posible concebir después de haber padecido un cáncer de tiroides. De todas maneras hay que ser prudente y esperar varios meses para estar segura de que el cáncer ya está curado y de que el riesgo de recaída es mínimo.

¿El dolor de cabeza puede ser consecuencia de una enfermedad tiroidea?

Una migraña no puede ser causada por el hipotiroidismo o el hipertiroidismo. No obstante, si los niveles de hormonas tiroideas son anormalmente bajos o altos, el dolor de cabeza se puede ver agravado.

¿Cuáles son los riesgos de las enfermedades tiroideas en los niños?

La tiroides juega un papel extremadamente importante en el desarrollo de los niños. Por esta razón es indispensable efectuar tests a los recién nacidos para descubrir cualquier signo de hipotiroidismo. La consecuencia de una enfermedad así en los niños es un retraso mental irreversible.

Debo seguir un régimen sin sal: ¿cuáles son los riesgos de tener una carencia de yodo y problemas de tiroides?

El yodo está presente no sólo en la sal, sino también en la verdura y en los alimentos ricos en almidón, por tanto, puedes reducir el consumo de sal sin ningún riesgo.

A pesar de análisis sanguíneos normales, tengo un bocio nodular. ¿Es preocupante?
No, el bocio es una afección bastante habitual que no es sinónimo de disfunción de la tiroides. Es suficiente con someterse regularmente a controles para comprobar que el bocio no aumente o no cambie de aspecto.

¿Las posibilidades de curación de una enfermedad tiroidea disminuyen con la edad?
No, los tratamientos y los resultados son los mismos.

Tomo tiroxina desde hace seis meses por un hipotiroidismo, pero no me encuentro mucho mejor. ¿Qué debo hacer?
Si verdaderamente padeces hipotiroidismo y tu dosis es la adecuada para ti, deberías haber notado los efectos del tratamiento al cabo solamente de unas semanas. Ve a ver a tu médico y explícale tu caso para comprobar que no exista otra causa.

Si tomo tiroxina, ¿con qué frecuencia me debo hacer análisis de sangre?
El primer análisis se debe hacer unas seis u ocho semanas después de empezar la medicación, ya que es el tiempo que tarda el organismo en adaptarse al tratamiento. Si el primer análisis sale bien, con uno al año es suficiente.

Después del segundo embarazo, padecí una tiroiditis de Hashimoto. ¿Cuáles serán las consecuencias?
Después de un parto, no es extraño padecer una enfermedad tiroidea como la enfermedad de Basedow, la tiroiditis posparto o la tiroiditis de Hashimoto. Quizás, en tu caso, hayas sufrido hipotiroiditis. Con un tratamiento adaptado a tus necesidades, todo se solventará.

¿Las enfermedades de tiroides son hereditarias?
Depende de los casos. No obstante, es cierto que las enfermedades de tiroides pueden tener un origen familiar. Por lo que respecta al cáncer, si es medular puede ser de origen genético. Respecto a los cánceres papilares, hay estudios que han demostrado la posibilidad de un vínculo genético pero es extraño y sólo se produce en pocas familias.

¿El hecho de fumar y beber aumenta el riesgo de desarrollar un cáncer de tiroides?
Por lo general, el alcohol y el tabaco no están relacionados con el cáncer de tiroides.

¿El riesgo de morir de cáncer de tiroides es elevado?
El cáncer de tiroides es uno de los cánceres cuyo pronóstico de vida es de los más elevados. Bien tratado, las posibilidades de curación son muy buenas.

Me acaban de diagnosticar un cáncer de tiroides. Con el tratamiento, ¿perderé la voz?
No, es extraño que los pacientes tengan problemas de voz después de haberse tratado para un cáncer de tiroides.

¿Es difícil establecer dosis adecuadas en el tratamiento hormonal de sustitución?
No. El médico, y si es necesario un endocrino, sabe encontrar la dosis adecuada para cada paciente.

Glosario

Adenopatía: término científico que designa el estado patológico de un ganglio linfático cuya inflamación puede tener diferentes orígenes.

Anatomopatólogo: médico especializado en el diagnóstico de las enfermedades a partir de la observación a través del microscopio de células y tejidos extraídos del organismo.

Biopsia: prueba que consiste en extraer tejido de un órgano para poderlo examinar.

Bocio: aumento de tamaño de la glándula tiroides.

Ecografía: prueba que permite visualizar órganos proyectando ondas sonoras de frecuencia elevada. Los ecos producidos por los ultrasonidos producen imágenes que se visionan en una pantalla.

Escáner: aparato electrónico que permite tomar una imagen de una parte del cuerpo barriéndola con una radiación. Este examen se propone para descubrir el cáncer de tiroides.

Escintigrafía: imagen que pertenece a la medicina nuclear y que visualiza, sobre todo en el caso del cáncer, un órgano o un tejido. Para ello, se efectúa el marcado del órgano que debe examinarse con la ayuda de una ínfima dosis de un trazador radiactivo. La escintigrafía tiroidea es una de las pruebas clásicas en la exploración de la glándula tiroidea aunque su interés se haya reducido estos últimos años a favor de la ecografía y de la citopunción. Se puede realizar una escintigrafía de tecnecio 99. Sus ventajas son que es poco costosa y que se efectúa rápidamente. La escintigrafía del yodo 123 es más cara pero la información que ofrece es mejor. Por esta razón, esta escintigrafía del yodo 123 es preferible a la escintigrafía de tecnecio 99. Atención: existen dos contraindicaciones, el embarazo y el exceso de yodo.

Estadio: grado de evolución del cáncer. Generalmente existen cuatro estadios de cáncer, del I al IV en función de su gravedad.

Examen extemporáneo: examen realizado con el microscopio durante una intervención quirúrgica.

Ganglios linfáticos: pequeñas protuberancias situadas a lo largo de los vasos linfáticos.

Glándula: órgano que secreta hormonas liberadas a la sangre (hipófisis, ovario, tiroides, etcétera).

Hipertiroidismo: aumento de la secreción de la glándula tiroides.

Hipocalcemia: descenso en los índices de calcio en sangre.

Hipoparatiroidismo: disminución en el funcionamiento de las glándulas paratiroides. El hipoparatiroidismo implica una hipocalcemia.

Hipotiroidismo: disminución de la actividad de la glándula tiroides.

Hormona: sustancia secretada por las células glandulares (estrógenos, progesterona, etcétera).

Incidencia: número de nuevos casos de una patología en un año.

Isótopo: elemento inestable que emite una radiación al desintegrarse.

Istmo: parte estrechada de un órgano.

Metabolismo: conjunto de las transformaciones de energía y de materia por parte de la célula o el organismo.

Metástasis: tumores denominados secundarios que se ubican lejos del foco. Se pueden encontrar en diferentes lugares del cuerpo (huesos, hígado, pulmones, etcétera).

Neoplásico: canceroso.

Nódulo: núcleo palpable.

Nódulo frío: nódulo que no fija el yodo 131.

Punción: prueba médica que consiste en introducir una aguja en una parte del cuerpo para extraer sangre, tejido, células o líquido en función del análisis que se va a realizar. Una punción citológica es una punción en la que se extraen células. Una biopsia es una punción en la que se extrae tejido.

Tireoestimulina: hormona que secreta la hipófisis y que controla las etapas de la síntesis de las hormonas tiroideas y su transporte a la sangre.

Tirocito: célula de base de la glándula tiroidea.

Tiroidectomía: ablación total o parcial de la tiroides.

Tiroidotomía: incisión quirúrgica de la tiroides.

Tiroxina: la tiroxina o T4 es una de las hormonas sintetizadas por las células de las vesículas tiroideas.

Tiroxinemia: cantidad de tiroxina en sangre.

Tomodensitometría (o escáner): técnica radiológica que proporciona imágenes detalladas en función de los planos de corte.

Bibliografía

COMAS, JEAN MARC, *Ma thyroïde et moi*, Ipredis.
DERVAUX, JEAN LOUP, *La glande thyroïde en question*, Dangles.
DUPONT, PAUL, *Les glandes endocrines et notre santé,* Diffusion Rosicruciennes.
NYS, P., *Et si c'était la thyroïde*, Marabout.
SCHLIENGEN, J. L., *SOS thyroïde*, Frison-Roche.
SCHLUMBERGER, MADELEINE, *Tumeurs de la thyroïde*, Nucléon Éditions.
TRAMALLONI, J., *Imagerie de la thyroïde*, Masson.

Índice